Dr Jules GUÉRIN

AF500197

LES

Différentes Manifestations

DE

LA PENSÉE

« *Nihil est in intellectu, priusquam fuerit in sensu.* »

ARISTOTE.

PARIS
FÉLIX ALCAN, ÉDITEUR
108, BOULEVARD SAINT-GERMAIN, 108
1899

LES DIFFÉRENTES MANIFESTATIONS
DE LA PENSÉE

TABLE ANALYTIQUE

PRÉFACE

Dans ses Doctrines relatives aux principales actions des centres nerveux, *Brown-Sequard* dit, dès les premières pages, au sujet des questions de physiologie « qu'il nous faut rejeter comme absolument faux tout ce que nous avons appris et recommencer notre instruction ». Rien n'est plus vrai, si l'on se reporte à l'enseignement de la philosophie tel qu'il est donné dans nos lycées, et dont les affirmations sont en constante contradiction avec les faits qui ont été excellemment prouvés par les physiologistes.

De même, M. *Jules Soury* (*les Fonctions du cerveau*, p. 116) a pu de son côté écrire très justement, en faisant allusion aux idées erronées qui se transmettent soigneusement d'année en année : « En France, les médecins parlent encore couramment de *l'intelligence*, comme on parlait de la mémoire avant Gall ; car c'est ce grand anatomiste qui a le premier posé, comme un postulat physiologique, la pluralité des mémoires. Il n'existe donc pas plus de *centre de l'intelligence* que de centre de la mémoire en général. »

Malgré d'abondantes découvertes, malgré des faits précis et nombreux, malgré les indéniables manifestations des esprits scientifiques, il n'en est pas moins vrai que le dire de M. Jules Soury est à l'heure présente scrupuleusement exact et que l'*intelligence* sera considérée longtemps encore comme une faculté spéciale, au lieu de l'être comme l'ensemble des phénomènes psychiques qui s'élaborent dans notre cerveau.

Et ces erreurs auxquelles faisait allusion *Brown-Sequard*, auxquelles songe M. *Jules Soury*, elles dureront d'une vie longue et tenace, parce qu'il est commode, dans l'examen sommaire des manifestations mentales, de se servir de ces mots *intelligence*, *âme*, *volonté*, *conscience*, etc., mots brefs et concis en vérité, mais pleinement inexacts, si on leur donne l'acception dont se contente un certain enseignement officiel.

Cet essai que nous présentons, est un résumé des conceptions actuelles sur les phénomènes de l'activité psychique. Nous avons simplement voulu exposer un ensemble des découvertes physiologiques ayant rapport au cerveau et des diverses opinions émises au sujet des fonctions de cet organe, opinions que nous avons commentées avant de conclure selon notre mode personnel.

Si nous avons été amené à faire ce travail de préférence à un autre qui aurait eu trait à la spécialité dont nous nous occupons, c'est parce qu'il nous a fourni l'occasion d'étudier d'une façon toute spéciale la *Pensée, fonction du cerveau;* cette étude était pour nous d'un très vif intérêt; elle nous avait toujours attiré; elle devait avoir pour résultat de mieux nous faire connaître ce qui avait été, à maintes reprises, le sujet de nos réflexions et d'apporter dans notre esprit l'ordre et la précision que nous avons toujours recherchés.

Nous avons pensé, non peut-être sans témérité, qu'avec quelque suite dans les idées, qu'avec quelques efforts nous pourrions arriver, en coordonnant certaines conceptions actuelles, à une connaissance suffisamment présentable de la *Pensée et de son mode de fonctionnement.*

Contrairement à ce qu'on peut dire, nous n'avons rencontré nulle part l'éclatante lumière de la vérité complètement démontrée. Il faut consulter et approfondir bien des ouvrages et des ouvrages récents, pour arriver à une théorie d'ensemble qu'on ne trouve exposée chez aucun auteur. Cette nécessité fait que des hommes qui ne lui ont pas obéi viennent prétendre, tout en n'étant pas les premiers venus, que nous ne sommes que dans le vague et l'incertain, ce qui enhardit les défenseurs obstinés du passé à nous parler d'une banqueroute de la science.

De tous côtés, aux yeux de tous, les ténèbres se dissipent grâce aux découvertes scientifiques. Dans ce grand mouvement, dans cette immense poussée de notre siècle vers la lumière et la vérité, la connaissance vraie de l'homme au point de vue psychologique est une de celles qui restent le plus dans l'ombre et l'obscurité, et cela est à notre sens profondément regrettable; ce l'est d'autant plus, qu'à notre époque où l'on entend dire qu'il faut mener les hommes non plus par la foi et par la force, moyens primitifs et brutaux, mais par la toute puissance des idées développées par l'instruction et l'éducation, il importerait au plus haut point de savoir quelles sont la nature et la valeur de ces idées.

Nous estimons donc que c'est un devoir pour tout homme préoccupé des problèmes de l'inconnu et portant en lui un idéal de vérité, de travailler, autant que possible, à jeter quelque clarté dans le domaine du moi, et de contribuer à en bannir les erreurs. Voilà le but que nous nous sommes proposé; nous serons très heureux s'il nous a été donné de l'atteindre dans la limite de nos faibles moyens.

Notre essai débutera par un historique, c'est-à-dire par un aperçu général des opinions partagées, des doctrines émises par les penseurs et les expérimentateurs les plus éminents. Cette vue d'ensemble s'étendra de l'époque ancienne de la philosophie grecque à la nôtre, des théories de *Platon et d'Aristote aux récents et admirables travaux de P. Broca, d'Hitzig et de Flechsig.* Nous consacrerons un chapitre à l'anatomie et à la physiologie considérées à notre point de vue spécial; deux autres, l'un aux manifestations intellectuelles dans la série des êtres, c'est-à-dire à la psychologie comparée, le deuxième aux poisons cérébraux. Nous arriverons enfin à une étude sur la pensée, étude qui sera suivie d'une autre sur la conscience et la volonté. Des conclusions s'imposeront alors.

Il est de notre devoir de prévenir le lecteur que nous avons particulièrement mis à contribution, pour le chapitre que nous avons consacré à l'historique des fonctions psychiques, le savant article rédigé dans le dictionnaire de physiologie de M. *Ch. Richet* par M. *Jules Soury* et, pour celui dans lequel nous avons exposé les effets divers des principaux poisons cérébraux, l'ouvrage de M. *Ch. Richet*, intitulé *l'Homme et l'intelligence.* Nous tenons à exprimer toute notre admiration pour la science profonde et le labeur infatigable de ces deux auteurs qui s'appellent MM. *Ch. Richet* et *J. Soury*, ainsi que toute notre reconnaissance pour l'aide qu'ils nous ont procurée au moyen de leurs livres.

Nous prions M. le Professeur *Mathias Duval* d'agréer, avec nos hommages très respectueux, tous nos remerciements les plus vifs, pour l'honneur qu'il a bien voulu nous faire d'être notre Président de thèse, pour la bienveillance qu'il nous a montrée et les encouragements qu'il a eu la bonté de nous donner.

Nous n'aurions garde d'oublier M. le Docteur *Baillif*, qui a été pour nous un guide très précieux dans le choix des ouvrages à consulter.

Nous dirons, en finissant, que nous avons été soutenu dans le cours de notre travail par cette pensée : qu'on voudra bien nous tenir compte des efforts que nous avons faits et qu'on ne les tiendra pas trop en mépris ; nous avons la certitude que les vrais savants accueillent avec indulgence et ne traitent pas par le dédain le concours, si modeste, si petit soit-il, apporté à l'œuvre de science par un homme de bonne volonté : toute discussion contribue à faire jaillir et à répandre la lumière ; les idées appellent les idées ; et l'erreur d'aujourd'hui peut conduire demain à la vérité.

Nous avons abordé l'étude de questions aussi difficiles, aussi complexes que celles que nous avons traitées, pénétré d'un profond amour pour la science, c'est-à-dire avec un esprit de générosité et de désintéressement. Ce sont nos parents qui nous ont inculqué ces sentiments, à la sincérité desquels nous prions le lecteur de bien vouloir croire ; qu'il nous soit permis, pour ce que nous leur devons, de leur adresser ici, avec un filial souvenir, l'expression de toute notre reconnaissance.

HISTORIQUE

I. — Période de la civilisation grecque

(Alcméon, Platon, Hippocrate, Aristote, Straton, Hérophile, Erasistrate, Galien).

II. — Période du moyen age et de la renaissance

(Avicenne, Jean Fernel, Ambroise Paré, Riolan).

III. — Période des temps modernes

(Descartes, Willis, Malpighi, Vieussens, Bontekoe, Boerhaave, La Peyronie, Lorry, Haller. — Stahl et l'École de Montpellier. — Vicq d'Azir, Prochaska, Bichat).

IV. — Période contemporaine

(Gall et Spurzheim, Ecole de la Salpêtrière, Serres, Legallois, Lallemand, Desmoulins, Magendie, Andral, Longet, Parchappe, Flourens, Bouillaud, Broca, Vulpian, Fritsch et Hitzig, Munk, Goltz).

HISTORIQUE DES FONCTIONS PSYCHIQUES

La théorie scientifique des localisations cérébrales est relativement récente, mais le principe de la localisation des fonctions psychiques est presque aussi vieux que le monde.

Aux temps les plus reculés, aussi bien qu'à notre époque, l'homme qui a cherché à connaître l'origine et la nature de ses sensations, de ses idées, a porté son attention uniquement sur les divers organes de son corps, dont l'activité est en relation particulière avec la qualité et l'intensité de ses sentiments, de ses pensées.

I. — Période de la civilisation grecque

Dès le ve siècle avant J.-C., nous rencontrons en Grèce des tentatives de localisation des fonctions psychiques.

Alcméon (vers 500), médecin de Crotone et contemporain de Pythagore, fut sans doute l'un des premiers qui, chez les Grecs, ait localisé dans le cerveau les sensations et la pensée. Pour lui, le cerveau était le principe du sentiment et du mouvement, le siège de l'âme auquel arrivaient toutes les sensations par l'intermédiaire de canaux (ποροι) qui partent des organes des sens.

Le nombre des anciens qui, à l'imitation d'Alcméon, ont regardé le cerveau comme l'organe central des perceptions des sens, est excessivement restreint.

Pour *Platon* (430-347), chez lequel on trouve, ainsi que chez Hippocrate, la théorie des trois âmes (qui s'est transmise jusqu'à nous sous la forme de la doctrine classique des facultés de l'âme), l'encéphale est, comme du reste pour les Pythagoriciens, le siège de l'âme pensante, raisonnable (νοῦς); ce n'est pas le siège des perceptions comme chez Alcméon; le cœur est l'organe physiologique de l'âme irascible (θυμος) qui exécute les ordres de la raison et tient en bride les désirs; le foie est le siège de l'âme sensitive (επιθυμια), le siège des sensations et des désirs. L'âme irascible et l'âme sensitive, toutes deux mortelles, tandis que l'âme pensante est immortelle, sont attachées par des liens à la moelle épinière et par elle reliées au cerveau, siège de l'intelligence.

Hippocrate (460-380) et les hippocratistes du siècle de Périclès ont répandu la croyance qui, jusqu'à la fin du XVIIIe siècle, a été une sorte de dogme scientifique, des rapports du sang avec l'intelligence. Pour Hippocrate, « l'intelligence de l'homme est innée dans le ventricule gauche du cœur et commande au reste de l'âme ». Ce ventricule ne contient pas de sang, ses valvules empêchant que le sang de l'aorte n'y pénètre; il reçoit bien l'air par les veines, mais son aliment véritable, il le tire « d'une superfluité pure et lumineuse qui provient d'une sécrétion du sang »; c'est ce qui fait que ce ventricule est le siège du feu inné et de l'intelligence.

Quant au cerveau « métropole du froid et du visqueux », c'est une glande non seulement par son aspect, mais encore par sa fonction; il rend à la tête les mêmes services que les glandes, il la délivre de son humidité et renvoie aux extrémités le surplus provenant des flux.

Pour *Aristote* (384-322), dont la doctrine s'inspire en partie des vues d'Hippocrate, le cœur est le centre psychique par excellence, le siège des sensations et de la pensée. Le cerveau n'a aucune fonction psychique; il n'est à cet égard qu'un intermédiaire indispensable entre les sensations de la vue et de l'odorat et le cœur où toutes les sensations aboutissent, portées par des veines ; il ne peut être considéré comme le principe des sens, il n'est cause d'aucune espèce de sensations, puisque de même que la moelle épinière, il est absolument insensible. (Cette doctrine de l'insensibilité du cerveau et de la moelle épinière a persisté jusqu'à nos jours.)

Le grand rôle du cerveau, selon Aristote, sa fonction principale est d'être une sorte de glacière permanente et de servir à la réfrigération du cœur; la supériorité des fonctions psychiques de ce dernier organe chez l'homme provient d'une heureuse combinaison entre l'intensité de la chaleur du cœur et le volume ainsi que l'humidité réfrigérante du cerveau.

La grande originalité du philosophe grec est d'avoir proclamé que les sens et les sensations sont la source unique de toute connaissance, qu'il n'y a point de pensées sans images, sans perception, sans sensation, sans nutrition. Ces images avec lesquelles l'homme pense, sans lesquelles pour lui, il n'y a pas de pensée, ce ne sont pas les idées de Platon. Pour ce dernier, les idées (idées générales) sont tantôt un attribut de Dieu (idées d'absolu), tantôt l'ensemble des qualités de chaque espèce, de chaque genre (idées générales relatives, c'est-à-dire idées de qualité finie), ensemble qui est comme le modèle, l'idéal immortel d'après lequel l'artiste suprême a exécuté chacune de ses créations, et les objets créés sont par suite aux idées ce qu'une simple image, ce qu'une copie est au modèle.

« L'être, dit Aristote, s'il ne sentait rien, ne pourrait absolument ni rien savoir, ni rien comprendre. Quand il conçoit quelque chose, il faut qu'il conçoive en même temps quelque image, car les images sont comme des espèces de sensations sans matière. »

Il reconnaît même que les pensées premières, les notions générales de l'intelligence n'existeraient pas sans les images.

Ainsi, pour cette intelligence (νοῦς), principe de la raison et de la liberté (immortel d'après Aristote, tandis que le principe vital (εντελεχεια σωματος) et le principe de la sensation, de la mémoire et de l'imagination compris dans l'âme (ψυχή) sont mortels), les images sont proprement des sensations avec lesquelles elle opère ; et l'origine de ces images, de ces résidus de sensations, comme nous dirions aujourd'hui, ce sont les impressions périphériques des organes des sens.

Les physiologistes contemporains, pour lesquels la psychologie n'est qu'une partie de la biologie, doivent considérer Aristote comme un précurseur ; pour le Stagirite, qui a déclaré expressément que l'étude de l'âme appartient au physiologiste, la sensibilité et la pensée étaient bien du domaine des sciences de la vie ; toutes ses observations étaient empruntées à la série des êtres organisés.

Les disciples d'Aristote, Théophraste (373-288), Aristoxène et Straton de Lampsaque (280) se détournèrent de plus en plus des spéculations métaphysiques pour se livrer à l'étude de la nature.

Straton, qui conçut l'activité de l'âme comme un mouvement et fit dériver toute vie des forces immanentes du monde, considère que c'est dans le cerveau qu'est situé le siège des sensations et de l'entendement; que c'est en lui que persistent les traces des impressions ; que tous les actes de l'entendement sont des mouvements. D'après lui, les impressions pour être perçues doivent être transmises au cerveau et « si l'intelligence faisait défaut, la sensation ne pourrait absolument pas exister ».

A l'École d'Alexandrie, les sciences naturelles qui, avec les disciples d'Aristote, étaient entrées dans l'ère de l'expérimentation et de l'observation objective des faits, furent étendues et approfondies par des hommes considérables qui ont été les véritables créateurs de la méthode scientifique, méthode inductive reposant sur l'idée de l'existence de lois dans la nature et complétée par l'expérimentation.

Hérophile et son contemporain *Erasistrate* (IIIe siècle), les chefs de l'école d'Alexandrie, occupent une place considérable dans l'histoire de la physiologie, parce que les premiers, ils firent des vivisections ; avec eux l'anatomie et la physiologie devinrent les fondements mêmes de la science de la vie.

Hérophile, qui fut avant tout un grand anatomiste, fit avancer la connaissance du cerveau et du système nerveux central. Les lieux du cerveau qu'il étudia le plus furent les ventricules; il y plaçait l'âme, en particulier dans le quatrième ventricule ou ventricule du cervelet. Les forces régulatrices de la vie étaient pour lui les forces nutritive, calorifique, sentante et pensante auxquelles il donnait pour substratum, le foie, le cœur, les nerfs et le cerveau. C'est Hérophile qui distingua entre les nerfs ceux du mouvement et ceux du sentiment et reconnut qu'ils tiraient leur origine de l'encéphale et de la moelle épinière.

D'après *Érasistrate*, qui décrivit le cerveau et le cervelet, les circonvolutions et les ventricules, l'homme a le cerveau le plus circonvolutionné parce qu'il est de beaucoup supérieur à tous les autres animaux par son intelligence; les sensations qui proviennent des narines, des oreilles, gagnent le cerveau; des nerfs émanant de cet organe, se portent aussi à la langue et aux yeux; le « pneuma » introduit par la respiration passe des veines du poumon dans les artères et devient dans le cœur l'air vital, dans le cerveau l'air psychique.

A l'époque où va apparaître Galien de Pergame, le rôle et l'importance de l'encéphale, de la moelle épinière et des nerfs est déjà découvert : le cerveau a été reconnu, par les anatomistes et les physiologistes de l'école d'Alexandrie, comme le siège des fonctions de la sensibilité, des mouvements dits volontaires et de l'intelligence; les nerfs sensibles ont été distingués des nerfs moteurs; en outre les naturalistes de l'Hellade ont depuis longtemps, sous le nom de canaux ou conduits, indiqué ou suivi le trajet des nerfs sensoriels ou craniens, depuis les organes périphériques des sens jusqu'au cerveau et du cerveau jusqu'aux sens.

A la limite du Ier et du IIe siècle de notre ère, sous l'empereur Trajan, l'état des connaissances sur la structure et les fonctions du cerveau et du système nerveux a été exposé avec une extrême précision par *Rufus d'Ephèse*.

Galien (131-200) ne fit guère que vulgariser l'anatomie et la physiologie d'Hérophile et d'Erasistrate; cette œuvre de vulgarisation devait, il est vrai, jouir d'une autorité prépondérante pendant plus de mille ans.

N'ayant jamais disséqué que des animaux, ce grand médecin a peu fait pour la connaissance du cerveau humain.

Galien est partisan de la théorie du triple pneuma et se montre à cet égard disciple de Platon et d'Hippocrate. Le pneuma psychique est localisé dans l'encéphale et dans les nerfs, le pneuma vital dans le cœur et les artères, le pneuma physique dans le foie et dans les veines.

Les manifestations dynamiques de ces trois esprits, les forces psychique, vitale, physique, dépendent de l'absorption du pneuma vital dans la respiration.

La force psychique est la condition de la représentation intellectuelle, de la mémoire, de la pensée; elle communique aux nerfs le pouvoir de sentir, aux organes moteurs la faculté d'accomplir les mouvements.

La force vitale est la condition du courage, de la colère, de la force du caractère et, au moyen des artères dont elle détermine la pulsation, de la chaleur propre de l'organisme.

La force physique est la condition des désirs sensuels et, par les veines, de la nutrition et de la formation du sang.

Du pneuma psychique. — L'air, venu des narines par les processus mamillaires (nerfs olfactifs) et les trous nombreux des os ethmoïdes, se mêle dans les deux ventricules antérieurs ou latéraux aux esprits vitaux remontant du cœur à ces ventricules par les artères. Dans ces ventricules antérieurs s'élaborent alors pour le cerveau les esprits animaux (pneuma psychique), qui trouvent leur origine dans le pneuma vital venu du cœur.

Elaboré, le pneuma psychique arrive dans le troisième ventricule (ventricule moyen) et passe ensuite par un canal dans le ventricule du cervelet (4e ventricule). Le cerveau est animé d'un double mouvement, diastolique et systolique; le premier favorise l'arrivée de l'air et des esprits vitaux dans les ventricules, le deuxième, la distribution aux nerfs des esprits animaux.

Des sensations. — Toute sensation a le cerveau pour condition et pour principe. La modification des organes des sens, condition première de la sensation, demeurerait sans effet si elle n'était connue de l'âme raisonnable, c'est-à-dire du complexus de fonctions localisées dans le corps du cerveau, et que Galien appelle la représentation, la mémoire, la raison ; pour connaître les impressions reçues par les appareils périphériques des sens, le cerveau envoie jusqu'à eux une partie de lui-même. Il est donc à la fois le point de départ et le point d'arrivée de la modification survenue dans chaque sens en activité ; c'est par lui que la sensation existe.

En dépit de la parfaite intégrité de ses sens, un animal sans cerveau ne pourrait éprouver de sensations, et avec l'abolition des sensations, c'est aussi la mémoire des images ou représentations, conditions du jugement, qui disparaîtrait.

De l'âme raisonnable. — Le pneuma psychique des ventricules du cerveau est « le premier organe servant à l'âme pour envoyer dans toutes les parties du corps la sensibilité et le mouvement » ; c'est son instrument principal, mais ce n'est point l'âme elle-même, l'âme raisonnable qui, elle, siège dans le corps du cerveau, quelle que soit d'ailleurs sa nature, sa substance.

Cette âme qui préside aux sensations, aux actions volontaires, ne peut pour Galien habiter autre part que dans le cerveau ; en effet, là où se trouve l'origine des nerfs doit se trouver le siège du pouvoir central de l'âme ; or, l'origine des nerfs est dans le cerveau et non pas ailleurs, du moins le principe premier, puisqu'un grand nombre de nerfs sortent soit du cervelet soit de la moelle épinière (les nerfs *durs*, ceux du mouvement en opposition aux nerfs *mous*, ceux des sensations qui eux dérivent du cerveau), tout en recevant, il est vrai, du cerveau leur efficacité.

Avant Galien, le siège de la partie directrice de l'âme, de

l'âme raisonnable, avait beaucoup varié chez les philosophes, les anatomistes, les physiologistes et les médecins.

Alcméon, Pythagore, Démocrite, Platon, Straton, Hérophile, Erasistrate, avaient localisé ce principe soit dans la tête, soit dans le cerveau, tandis qu'Hippocrate et les hippocratistes, Empédocle, Parménide, Diogène, Aristote, Chrysippe, les stoïciens, Epicure, l'avaient placé dans le cœur et dans le sang.

Pour Galien « l'âme raisonnable habite dans le corps du cerveau, par qui se produit le raisonnement et se conserve le souvenir des images sensibles ; le cerveau est la cause et le principe des sensations et des mouvements volontaires et, par les canaux ou conduits qui en dérivent et vont se distribuer à toutes les parties de l'organisme vivant, celles-ci sont susceptibles de sentiment et de mouvement ; » ces canaux sont les voies que suit le pneuma psychique de l'encéphale aux organes des sens et des mouvements volontaires et involontaires.

On doit reconnaître que Galien a rendu le service le plus signalé à l'esprit humain, en s'élevant contre la doctrine hippocratique et en établissant dans le cerveau le siège des fonctions des sensations, du mouvement volontaire et de l'intelligence.

II. — PÉRIODE DU MOYEN AGE ET DE LA RENAISSANCE

Du IIIe au XVIe siècle, la doctrine de Galien, en général mieux comprise que celle d'Aristote, règne et gouverne. Aucune modification essentielle n'est apportée à la physiologie aristotélique et galénique du système nerveux central, soit par les Arabes et les scholastiques, soit par les nombreuses écoles médicales du XVe siècle.

Les trois principales fonctions psychiques supérieures (représentation, entendement, mémoire) indiquées par Galien après celles de la sensibilité générale et spéciale et de la motilité, et localisées par lui dans le corps du cerveau, deviennent les cinq ou six fonctions de la sensibilité et de l'intelligence à sièges ventriculaires nettement distincts de l'arabe *Avicenne* (980-1037), puis des médecins et chirurgiens italiens et français des XIIIe et XIVe siècles ; ce sont déjà là autant de centres fonctionnels du cerveau ; l'observation clinique paraissait d'ailleurs confirmer la réalité de ces localisations cérébrales. (V. l'italien *Lanfranc*, XIIIe siècle. *Tract. II*, c. I, p. 218 ; le français *Guy de Chauliac*, XIVe siècle. Chirurgia, G. de Saliceto, *Tract. III*, doct. II, c. I, 36 ; Nicaise, 254.)

Au XVIe siècle, le médecin français *Jean Fernel* (1497-1588) se montre disciple de Platon et d'Erasistrate. Pour lui, les trois âmes habitent le foie, le cœur et le cerveau ; celui-ci est le siège de la faculté suprême du mouvement, surtout dans sa région postérieure ou cervelet d'où proviennent tant la moelle épinière que la plus grande partie des nerfs moteurs (nerfs durs) ; il est le principe commun des sensations ; dans sa partie antérieure résident l'âme sentante et toutes ses facultés ; c'est d'elle que partent les nerfs du sentiment (nerfs mous) allant aux organes des sens. Le chapitre IV du livre V de l'ouvrage de Fernel (*De naturali parte medicinæ*. Lugd. 1551) porte un titre qui indique bien une préoccupation constante de tous les anatomistes, physiologistes et cliniciens de toutes les époques, celle de localiser dans l'encéphale les diverses fonctions de l'innervation supérieure. *Quam unaquæque sentientis animæ facultas sedem habeat, etc.*, tel est ce titre.

Pour Fernel, qui s'élève contre l'opinion des Arabes plaçant la mémoire dans le quatrième ventricule (ventricule du cervelet), la pensée et l'imagination dans les ventricules antérieurs, parce que, objecte-t-il, les souvenirs et les images sont d'une même essence et n'ont qu'un seul et même siège, le cerveau, la substance molle aussi bien que la substance dure de cet organe est le siège de la mémoire et sert d'instrument ou d'organe à la réception ou perception des spectres des choses.

Le grand chirurgien français *Ambroise Paré* (1517-1590) allie les esprits galéniques aux vapeurs cérébrales d'Aristote et en parle comme d'êtres et de choses dont on peut argumenter dans une dispute scientifique : « Il ne se peut, dit-il, faire graisse dans le cerveau ; il y a grande quantité d'esprits animaux qui sont très chauds et subtils, joint la multitude des vapeurs élevées de tout le corps à la tête, lesquelles choses empêchent la génération de la graisse. »

A la fin du XVIe siècle, au commencement du XVIIe, la doctrine généralement enseignée est la suivante : des trois parties nobles, le cerveau envoie la faculté animale par les nerfs à tout le corps pour lui donner le sentiment et le mouvement ; ce sont les nerfs qui communiquent aux parties auxquelles ils se distribuent, le sentiment ou le mouvement selon la nature de ces parties.

Cette doctrine se trouve exposée chez *Riolan* (1577-1657, *Anthropographia*, Paris, 1618). Pour ce médecin, l'homme possède un cerveau plus gros que celui de tous les animaux à cause de la diversité et de la perfection de ses fonctions. La substance du cerveau est blanche, parce qu'elle est spermatique, engendrée qu'elle est de la meilleure et de la plus pure partie de la semence et des esprits ; elle est molle pour recevoir plus promptement l'impression des images des objets ; son tempérament est froid et humide (Aristote). (Il fallait qu'il fût tel pour empêcher que cet organe, occupé d'imaginations perpétuelles, ne s'échauffât outre mesure et ne rendît les mouvements précipités et les sentiments égarés, comme il arrive chez les frénétiques). Ses usages sont d'engendrer l'esprit animal et faire toutes les fonctions animales, princesses, motrices et sensitives (Galien). Le cerveau, qui élabore l'esprit animal dans les deux ventricules latéraux, est animé de deux mouvements : il se dilate et il se resserre. Quand il se dilate, il tire l'esprit vital du sang et l'air des narines ; quand il se resserre, il chasse l'esprit animal élaboré, des ventricules antérieurs, dans le troisième ventricule, puis dans le quatrième, d'où cet esprit est ensuite envoyé dans la moelle et dans les nerfs, et en même temps il expulse au dehors ses excréments par les narines et par la bouche.

« Le cerveau, qui sent activement, qui est l'auteur de tous

lés sens, n'a point de sentiment, dit Riolan ; c'est parce qu'il est le siège du sens commun et le juge de tous les sens, et que le juge doit être dépouillé de toutes passions. »

III. — Période des temps modernes

Descartes (1596-1650), avec les idées les plus fausses sur la structure du cerveau, a plus fait pour la théorie des sensations, des passions et de l'intelligence que les anatomistes et physiologistes les plus exacts. C'est lui qui comprit que, la quantité de matière et de mouvement demeurant invariable dans le monde, l'âme ne peut que déterminer la direction des mouvements, sans augmenter ni diminuer la somme de ceux-ci ; c'est lui qui, des lois mécaniques du choc et de la pression, a cherché à déduire non seulement les mouvements de l'univers, mais encore ceux des plantes et des animaux ; c'est lui qui, toujours fidèle à l'interprétation mécanique des rapports des choses, la seule que la science puisse concevoir, a ramené l'origine et l'association des idées aux changements matériels que souffre le cerveau consécutivement aux affections des sens, qui reconnut l'acte élémentaire, primordial, simple, du système nerveux central, l'action réflexe, et distingua ce mouvement des autres. « La science moderne a prouvé ce que Descartes avait pressenti : que les êtres vivants sont de véritables machines disposées de telle sorte qu'elles réagissent suivant des lois immuables aux forces extérieures » (Ch. Richet, *Phys. des muscles et des nerfs*, 898), non point sans doute machines insensibles, mais sensibles et conscientes à des degrés divers. « L'erreur de Descartes, dit M. *J. Soury*, a été de tirer l'homme de la foule innombrable des êtres ; que les processus psychiques soient inconscients ou conscients, ils n'en sont pas moins toujours des actes réflexes ou automatiques, auxquels la conscience n'ajoute rien quand elle existe. »

Descartes, d'accord avec presque tous les philosophes et médecins de son temps, pensait que les actions animales (imagination, jugement, mémoire, sensation, mouvement des muscles) n'étaient point les fonctions immédiates du cerveau, mais qu'elles se faisaient au moyen des esprits animaux engendrés en lui. Seulement il ne croyait pas, contrairement à l'opinion générale, que ces esprits animaux, provenant des esprits vitaux engendrés par le cœur, étaient spécifiquement différents de ceux-ci.

Selon Descartes, les esprits animaux sont un vent très subtil ou plutôt une flamme très vive et très pure (Hippocrate) possédant une extrême vitesse, qui est donnée par la chaleur du cœur. Ces esprits ne s'engendrent pas dans les ventricules ; ils s'élaborent des parties les plus subtiles du sang artériel s'écoulant des plus fines parties des artérioles des plexus choroïdes dans *la glande pinéale*; de cette glande, les esprits se répandent dans les ventricules du cerveau ; ils passent de là dans les pores de sa substance et de ces pores dans les nerfs, où ils ont la force de changer la figure des muscles auxquels s'insèrent ces nerfs, et par suite, de faire mouvoir les membres.

Les esprits animaux ne sont pas spécifiquement distincts des esprits vitaux venus du cœur ; ils n'en sont sous un autre nom, que les parties les plus subtiles.

C'est au cerveau que, pour Descartes, se rapportaient les organes des sens, mais les passions lui paraissaient avoir le cœur pour organe.

De la glande pinéale. — Quant à la partie du corps en laquelle l'âme exerce immédiatement ses fonctions, ce n'est nullement le cœur, ni tout le cerveau ; c'est seulement la plus intérieure des parties du cerveau, une glande fort petite, située dans le milieu de la substance cérébrale et tellement suspendue au-dessus du conduit par lequel les esprits des cavités antérieures ont communication avec ceux de la postérieure, que les moindres mouvements qui sont en elle peuvent beaucoup pour changer le cours des esprits et, réciproquement, que les moindres changements qui arrivent au cours des esprits peuvent beaucoup pour changer les mouvements de la glande. Celle-ci a paru à Descartes être le siège principal de l'âme qui, selon lui, est jointe à tout le corps, pour les raisons suivantes : les autres parties du cerveau sont doubles, comme les organes des sens extérieurs ; or nous n'avons qu'une seule idée d'une même chose en même temps : il faut donc qu'il y ait quelque lieu où les deux impressions causées par un seul objet et les deux images qui viennent des deux organes d'un même sens, se puissent assembler en une avant de parvenir à l'âme ; autrement, deux objets seraient présents à l'âme au lieu d'un. Voilà pourquoi ces images ou autres impressions doivent se réunir en cette glande unique, par l'entremise des esprits qui remplissent les ventricules du cerveau.

Descartes a établi le caractère purement subjectif de nos sensations (dureté, pesanteur, chaleur, humidité, etc.) Les corps qui affectent les nerfs par contact n'ont aucune de ces qualités ; il y a seulement en eux ce qui est requis pour faire que nos nerfs excitent en notre âme le sentiment de dureté, pesanteur, chaleur, etc. La diversité des sentiments ou des perceptions sensibles excités par les nerfs dans l'âme est en rapport avec les formes du mouvement, provoqué ou empêché, communiqué aux extrémités des nerfs par les corps du monde extérieur affectant les appareils des sens. Le nombre et la qualité des perceptions de l'âme, localisés dans la glande pinéale, sont en rapport avec les divers mouvements de cette glande. Il suit de là que la nature des opérations supérieures de l'entendement dépend de la structure des organismes.

Quant à l'action de l'âme sur le corps, elle consiste en ce que l'âme, par cela seul qu'elle veut quelque chose, fait que la petite glande à qui elle est étroitement jointe, se meuve en la façon requise pour produire l'effet qui se rapporte à notre volonté. Ainsi l'âme et le corps agissent l'un sur l'autre, non pas directement, mais par l'intermédiaire de la glande pinéale.

En plus des sens extérieurs, Descartes distingue deux sens intérieurs (les appétits naturels et les passions). Les premiers (faim, soif, etc.) sont excités en l'âme par les mouvements des nerfs qui innervent, dirions-nous actuellement, l'estomac, l'œsophage, le gosier et les autres parties intimes. Les seconds, comprenant la joie, la tristesse, l'amour, la haine, etc., dépendent de petits nerfs qui vont au cœur et aux parties environnantes ; les mouvements du sang dans le cœur se communiquent à ces nerfs et de ces nerfs au cerveau ; la variété, l'intensité de ces mouvements constitue la variété, l'intensité des passions.

Au fond, c'est Galien, ce sont les grands anatomistes de l'école d'Alexandrie, les physiologistes grecs qui, dans l'étude des sensations et de l'intelligence, ont fourni presque toute la matière de l'œuvre de Descartes. Le plus grand mérite, selon nous, du philosophe français, est d'avoir eu cette vue profonde que les êtres vivants doivent être considérés comme des machines, d'avoir sans doute fait plus que personne pour la conception mécanique et, partant strictement scientifique du monde et de la vie. « La physiologie moderne est toute mécaniste, a écrit M. *Ch. Richet*, et en ce sens, nous sommes tous plus ou moins cartésiens. »

Malheureusement, Descartes fut un représentant des âges de foi, aux conceptions surnaturelles du monde et de la vie. Convaincu de la spiritualité de l'âme, il attribua bien au jeu des forces brutes toutes les manifestations saisissables de l'activité vitale, mais alors il se garda bien de ne pas séparer très nettement l'âme du corps. Pour lui, « l'âme est le principe supérieur qui se révèle par la pensée ; elle n'a rien à voir dans le fonctionnement de la vie ; la vie n'est qu'un effet supérieur des lois de la mécanique. » (Claude Bernard, *la Science expérimentale*, p. 151.) Retenant cette idée d'une séparation presque absolue entre l'âme et le corps, on peut dire que Descartes a contribué à interrompre, à ralentir les progrès de la raison humaine.

Après Descartes, *Leibniz* (1646-1716) a émis, au point de vue physiologique, des idées presque semblables. Il sépare aussi l'âme du corps et, quoiqu'il admette entre eux une concordance préétablie par Dieu, il leur refuse toute espèce d'action réciproque.

Pour l'anglais *Willis* (1622-1675), les esprits animaux, provenant du sang artériel, sont engendrés dans la substance corticale du cerveau et du cervelet et passent ensuite dans la substance médullaire, qui leur sert de réservoir et d'où ils sont distribués au reste de l'organisme auquel ils communiquent la sensibilité et le mouvement.

Le sang artériel, qui est la matière des esprits, est débarrassé de tous ses éléments impurs au moyen des veines et des glandes de l'encéphale ; il est distillé ou rectifié au delà de toute expression dans son passage à travers les fins canaux sanguins de l'écorce cérébrale, comparés par Willis aux serpentins des alambics.

Quant aux ventricules, ce sont simplement des cloaques pour les humeurs excrémentielles du cerveau, rejetées au dehors par les narines et par la bouche. (Ce fut un contemporain de Willis, *Conrad-Victor Schneider* (1614-1680), qui démontra anatomiquement et cliniquement que les sérosités sont sécrétées non pas par le cerveau, mais bien par les muqueuses nasales.)

Les esprits, condition de la sensation et du mouvement, coulent dans le tronc et les rameaux de l'arbre médullaire, de concert avec une autre humeur, le suc nutritif et nerveux, dérivé comme eux du cerveau et du cervelet, et également fourni par le sang, mais plus huileux et sulfureux que les esprits animaux, extrêmement volatils. « La principale fonction de cette humeur paraît être de servir de véhicule aux esprits animaux. »

Le cerveau est le siège de l'âme raisonnable chez l'homme, de l'âme sensitive chez les animaux ; il est l'origine et la source des mouvements et des idées. Parmi ces fonctions, les unes, *animales* (*imaginatio*, *memoria*, *appetitus*) ont avec le cerveau un rapport direct; les autres, *naturelles* (sensibilité et mouvement, passions et instincts ou impulsions), tout en dépendant du cerveau dans une certaine mesure, s'accomplissent dans la moelle allongée et le cervelet ou en procèdent.

D'après Willis, la situation anatomique des corps striés, placés comme des internodes entre le cerveau et les pédoncules de la moelle allongée qu'ils réunissent, indique leurs fonctions physiologiques : c'est le lieu où, de tous les organes des sens, les images ou simulacres des choses sensibles arrivent par le canal des nerfs, où s'irradient toutes les impressions des organes externes et internes; là a lieu la perception de toute sensation; de là partent toutes les impulsions primitives des mouvements locaux. Selon son intensité, l'impression va ou ne va pas au delà des corps striés; si elle ne dépasse pas ce centre commun des perceptions, elle se réfléchit sous forme de mouvements locaux inconscients. L'âme rationnelle peut déjà voir une image de l'objet dans les corps striés, mais elle ne la contemple pleinement que si l'impression arrive au corps calleux où les simulacres, au sortir des corps striés, sont clairement représentés. Là, dans le corps calleux, est l'imagination. A ce niveau aussi l'image éveillée peut se réfléchir en mouvement en se propageant à la moelle et y exciter grâce aux états affectifs correspondants des mouvements locaux. Si, au delà du corps calleux, à travers la substance médullaire du cerveau, l'impression sensible, à la manière d'une onde, gagne l'écorce cérébrale et vient en quelque sorte y mourir, des traces, des vestiges en restent cachés dans les plis de cette écorce et constituent la mémoire et le souvenir. L'image s'évanouit, sa trace persiste dans les circonvolutions du cerveau. Ces replis, ces circonvolutions, grâce auxquels l'écorce du cerveau « acquiert une extension beaucoup plus grande que si sa surface était plane et égale », sont comparables à des celliers, à des magasins de réserve où « sont conservées les images ou idées des choses sensibles pour en être évoquées à l'occasion ». Si dans l'homme les circonvolutions sont beaucoup plus nombreuses et plus grandes que chez tout autre animal, c'est à cause de la variété et de la multiplicité de ses fonctions supérieures.

Le siège de la mémoire est donc, comme celui des représentations, dans le cerveau seulement. La trace ou vestige de l'objet sensible est aussi appelée expressément par Willis « image » ou caractère qui s'imprime sur l'écorce du cerveau. Lorsque cette image est « réfléchie » ultérieurement, elle

« ressuscite la mémoire de l'objet ». Toute impression sensible peut donc, en pénétrant dans les plis de l'écorce, y réveiller les images qui y existent à l'état latent, si bien que cet éveil de la mémoire, de concert avec l'imagination, peut provoquer les états affectifs (émotions, passions) et les mouvements locaux qui les manifestent.

En résumé, pour Willis, le lieu de la perception des impressions des sens est localisé dans les corps striés, l'imagination ou les représentations dans le corps calleux, la mémoire dans les plis de l'écorce cérébrale.

Si le cerveau est le siège des fonctions animales supérieures, et s'il distribue dans le système nerveux les esprits animaux grâce à l'écoulement desquels nous exécutons des mouvements conscients et dont nous sommes les maîtres, le cervelet paraît avoir comme office de distiller les esprits animaux pour les fonctions involontaires, c'est-à-dire de les fournir aux nerfs par lesquels s'exécutent les mouvements involontaires. Willis pense que les esprits engendrés dans le cervelet ne peuvent être employés qu'à certains usages fixes et déterminés une fois pour toutes, et cela pour les raisons suivantes : tandis que les anfractuosités et les méandres du cerveau présentent une diversité pour ainsi dire sans règle, le cervelet a des plis et des lamelles disposés en un ordre déterminé où se répandent les esprits animaux ; dans le cervelet, comme dans un automate artificiel, ces esprits coulent sans *auriga* qui dirige et tempère leurs mouvements.

A l'appui de sa manière de voir, Willis signale la ressemblance ou l'identité de la figure du cervelet chez tous les mammifères et la dissemblance qui existe entre eux quant à la conformation du cerveau et de la moelle allongée. La ressemblance s'explique puisque les mouvements du cœur et de la respiration, c'est-à-dire ceux qui, pour Willis, dépendent du cervelet, sont les mêmes chez tous les animaux à sang chaud ; la dissemblance également, puisque l'imagination, la mémoire, les passions ne s'exécutent pas de la même manière chez tous les animaux. Nous dirons que, pour le grand anatomiste anglais, le cerveau est l'organe des fonctions animales et des mouvements volontaires, tandis que le cervelet est l'organe des fonctions végétatives et le régulateur des mouvements involontaires.

L'italien *Malpighi* (1628-1694) soutient la nature glandulaire de la partie corticale du cerveau, du cervelet, des ventricules ainsi que de la substance grise de la moelle allongée et de la moelle épinière. Pour lui, les glandules corticales séparent du sang des vaisseaux artériels un suc particulier, suc nerveux, qui passe dans les fibres nerveuses et se porte de là dans les nerfs.

Profondément défiant, dès qu'il s'aventure sur le terrain psychologique, Malpighi incline à croire que c'est dans les petites glandes de l'écorce cérébrale que sont séparées du sang les particules destinées par la nature à faire naître le sentiment dans les parties où elles se portent par les tuyaux des nerfs. Arrosées et gonflées de suc nerveux, ces parties ont le sentiment et le mouvement; si le cours du suc nerveux est interrompu dans sa route par quelque obstacle, la partie où le suc s'accumule est le siège d'une extrême sensibilité, tandis que dans les parties où le suc ne se distribue pas, la sensibilité et le mouvement sont abolis.

Le français *Raymond Vieussens* (1641-1716), qui distingua très bien les deux substances du cerveau, la cendrée et la blanche, et reproduisit presque dans les mêmes termes la description des glandules corticales de Malpighi, fit de la substance blanche une étude très approfondie d'où est sortie notre notion anatomique du centre ovale.

Pour Vieussens, les esprits animaux ne sont produits que dans la substance cendrée du cerveau, grâce aux petites glandes qui constituent celle-ci et qui sont seules capables de séparer les parties les plus ténues du sang, d'où sortiront les esprits animaux, des plus épaisses. Quant au suc nerveux, c'est une humeur aqueuse et très pure, élaborée du sang artériel dans la substance grise du cerveau et de la moelle épinière; il nourrit le système nerveux tout entier et forme une sorte d'atmosphère aqueuse à l'esprit animal qui, autrement, emporté d'un mouvement trop rapide, s'évaporerait.

Toutes les régions formées de substance blanche (cerveau, cervelet) sont des réservoirs d'esprits animaux.

D'après Vieussens, les différentes sortes de mouvements ont pour unique cause les esprits animaux conservés dans la substance blanche du cerveau, du cervelet, de la moelle allongée et de la moelle épinière; le terme ultime et commun des actes des cinq sens, leur sensorium commune est situé dans les tractus blancs des corps striés supérieur et moyen et le siège principal de l'*imaginatio* dans le centre ovale. L'étroite connexion anatomique existant entre ces deux parties du cerveau explique les rapports intimes de la sensation et de l'image consécutive : les mouvements propagés aux corps striés et qui y produisent les sensations, s'épuisent dans le centre ovale, en y excitant les différents actes de l'imagination première.

La conception de Vieussens relative aux deux imaginations correspond à ce que nous appelons présentation et représentation. La présentation se confond avec la sensation ; toutes les sensations tendent à produire cette imagination première et s'y terminent. La représentation a lieu à l'occasion des mouvements internes des esprits du centre ovale; les idées des objets absents sont évoqués et ces objets apparaissent comme s'ils étaient *présents, toutefois avec moins d'éclat et d'intensité*; la sensation qui avait déterminé et accompagné la présentation ressuscite dans la représentation idéale de l'objet, ce qui explique que le mouvement correspondant excité dans le centre ovale, mouvement nécessairement de même nature que celui qu'y avait produit l'objet réel, se propage au sensorium commune. La mémoire n'est rien d'autre que la réexcitation dans le centre ovale de mouvements particuliers et de même nature que ceux qui ont d'abord été excités par les objets présents. La mémoire et les représentations coexistent donc dans la même région du cerveau, le centre ovale : les innombrables fibrilles de cette substance médullaire sont mises en mouvement par les esprits, successivement ou simultanément par groupes ordonnés en systèmes plus ou moins vastes, mais toujours d'une façon identique et exactement correspondante aux vibrations qui se sont produites à l'occasion de la présentation de l'objet.

Le jugement et le raisonnement qui le supposent ont leurs conditions dans les représentations.

Nous avons vu, avec *Willis*, *Malpighi* et *Vieussens*, la doctrine qui substitua aux ventricules l'écorce du cerveau pour la fabrication des esprits animaux et du suc nerveux; nous allons voir maintenant se produire, avec le médecin hollandais *Bontekoe*, la réaction contre la doctrine même des esprits animaux.

Pour *Corneille Bontekoe* (1647-1685), « dans le cerveau (substance corticale et moelle du cerveau), il n'y a autre chose que des sucs, des glandes imperceptibles et des tuyaux fort déliés ». Le suc nerveux qui peut se répandre « comme un éclair » dans tout le corps par le moyen des nerfs « est composé des parties les plus fines du sel volatil, dissoutes dans une eau très subtile, lesquelles sont continuellement séparées du sang par les glandes de la substance corticale du cerveau ». Ce suc ne doit pas être considéré comme « premiers moteurs » des mouvements de l'organisme, il emprunte uniquement au sang son mouvement; c'est par l'influence du suc nerveux et du sang qui coulent dans tous les muscles que les mouvements de ceux-ci s'exécutent.

Bontekoe a donné une explication des courants centrifuges et centripètes, au moyen des ondulations du suc nerveux « dans les tuyaux qui composent la moelle » du cerveau et du système nerveux tout entier. Mais il n'a pas admis que ces ondes de pression, déterminées dans les différents organes périphériques des sens sous l'action des changements du monde extérieur, concouraient et se réunissaient en un sens commun, à leur arrivée au cerveau. « Chaque organe, a-t-il dit, étant touché par les objets extérieurs, occasionne un reflux du suc nerveux jusque dans le cerveau à l'endroit d'où partent les nerfs. »

Le hollandais Boerhaave, le français La Peyronie, le suisse Haller, sont des derniers représentants de la doctrine des esprits animaux.

Hermann Boerhaave (1668-1738) a appelé sensorium commune la partie du cerveau où tous les points de cet organe se trouvent rassemblés, où tous les nerfs du sentiment se terminent, d'où partent tous les nerfs moteurs; c'est dans cette partie que se terminent les sensations ou actions de tous les nerfs provoquées dans chaque organe des sens par les impressions des choses extérieures, qu'a lieu la perception de ces actions, que la volonté est déterminée à l'amour ou à la haine; c'est en elle que naît le principe d'où partent tous les mouvements allant aux muscles volontaires.

Après plusieurs hésitations, Boerhaave est arrivé à se convaincre que le sensorium commune, loin d'être confiné en un point du cerveau, est à l'origine de tous les nerfs ; qu'il est l'ensemble de tous les points du cerveau où de l'écorce cérébrale naît une fibre médullaire et nerveuse, qu'il se compose de tous les points où finit l'écorce et où commence la moelle du cerveau.

Ce qui semble prouver que le *primum sentiens* et l'*impetum faciens* sont localisés dans l'écorce tout à proximité de la substance blanche, c'est que si on lèse faiblement la substance blanche du cerveau à son origine, des convulsions intenses éclatent, tandis que si on lèse l'écorce de toutes les manières, si même on la détruit en grande partie, à peine survient-il quelque changement.

La Peyronie (1678-1747), pour lequel la substance corticale est toujours un amas de glandes qui filtrent les esprits, place le siège de l'âme dans le corps calleux; il est amené à cette localisation « d'après les faits et par voie d'exclusion ». Il a constaté que toutes les parties du cerveau peuvent être altérées ou détruites, sans entraîner de lésion des fonctions de l'âme (sensations, pensées, mouvements volontaires), sauf le corps calleux.

De ses observations cliniques et de ses expériences directes sur l'homme, il croit pouvoir conclure que l'âme ne réside pas dans toute l'étendue du cerveau, que le corps calleux est l'organe primitif de la raison et des sensations, auquel tous les autres organes ne font pour ainsi dire que porter le résultat de ce qui se passe chez eux et les impressions qu'ils ont reçues des objets.

Bontekoe a considéré également le corps calleux comme le siège des perceptions et le principe des mouvements volontaires.

Cette doctrine fut combattue par les expériences de *Lorry* (1725-1785) sur le cerveau d'animaux vivants. Il démontra, contrairement à La Peyronie, que le corps calleux était aussi insensible que les autres parties du cerveau et ne découvrit qu'une seule partie dont l'irritation provoquait toujours et uniformément des convulsions : la moelle allongée ; cette partie est pour lui le seul principe du mouvement, la source du sentiment ; elle est le seul organe actif du cerveau.

Haller (1708-1777) a constaté, comme Lorry, que la substance grise corticale était tout à fait inexcitable ; il ne lui paraît pas possible que les fonctions de la sensibilité aient pour siège l'écorce du cerveau et qu'on doive y faire remonter la cause des mouvements des muscles. Il faut, a-t-il observé dans un grand nombre d'expériences, aller très loin au delà de l'écorce, pour qu'une lésion de la moelle du cerveau provoque des convulsions. Irritée, cette substance exalte la sensibilité en douleur, le mouvement en convulsions ; lorsqu'elle est comprimée, la sensibilité et le mouvement disparaissent. C'est donc dans la moelle du cerveau et du cervelet que se trouvent, pour Haller, l'un et l'autre siège de la sensibilité et du mouvement. Toute la substance blanche est le véritable sensorium commune, si l'on nomme ainsi le lieu où s'exercent toutes les fonctions de la sensibilité et d'où partent tous les mouvements des muscles ; il est dès lors impossible de considérer comme le siège de l'âme soit la glande pinéale, soit les corps striés, soit le corps calleux. Ce siège ne doit pas avoir de limites plus étroites que l'origine de tous les nerfs de la sensibilité et du mouvement, qui, eux-mêmes, doivent avoir leur origine dans le sensorium commune pour en tirer la cause des mouvements. Ce sensorium commune ne doit pas être étendu au corps entier, comme l'ont admis ceux qui refusent tout privilège au cerveau, tels que l'allemand *Stahl* (1660-1687) et son école.

Stahl est le fondateur de l'animisme, doctrine de la spiritualité absolue de la vie. « Dès la plus haute antiquité, dit Claude Bernard (*la Science expérimentale*, p. 149), des philosophes ou des médecins célèbres ont regardé les phénomènes qui se déroulent dans les êtres vivants comme émanés d'un principe supérieur et immatériel agissant sur la matière inerte et obéissante. Telle est la pensée de Pythagore, de Platon, d'Aristote, d'Hippocrate, acceptée plus tard par les philosophes et les savants mystiques du moyen âge : Paracelse, Van Helmont et par les scolastiques. Cette conception atteignit dans le cours du dix-huitième siècle son apogée de faveur et d'influence avec le célèbre médecin Stahl, qui lui donna une forme plus nette en créant l'animisme... Stahl fut le partisan déterminé et le plus dogmatique de ces idées perpétuées depuis Aristote. On peut ajouter qu'il en fut le dernier représentant ; l'esprit moderne n'a pas accueilli une doctrine dont la contradiction avec la science était devenue trop manifeste. » Dans le système de Stahl, le corps est entièrement inerte et passif ; c'est l'âme immortelle, source même de la vie, qui dirige en souveraine, mais sans en avoir conscience, tous les actes volontaires et involontaires, tous les phénomènes de la vie animale considérés en eux-mêmes et indépendamment de la texture des organes et des actions chimiques et physiques qui s'y passent. Les forces chimiques extérieures tendent à détruire le corps vivant ; mais une force lutte contre cette destruction, c'est l'âme raisonnable. Quand une maladie survient, c'est parce que cette âme n'a pas rempli ses fonctions ou n'a pas pu résister efficacement aux causes extérieures de destruction.

On voit par ce qui précède que Stahl comprit, tout autrement que les spiritualistes Descartes et Leibniz, les phénomènes de la vie et les rapports de l'âme et du corps.

Sa doctrine donna naissance à celle du vitalisme, représentée particulièrement par l'*École de Montpellier* (de *Bordeu*, 1722-1776 ; *Barthez*, 1734-1806 ; *Grimaud*, 1750-1789). Les vitalistes, d'accord avec Stahl, n'admettent pas que les phénomènes vitaux puissent se résoudre en phénomènes chimiques ou physiques et affirment l'insuffisance des forces matérielles pour expliquer la vie ; mais pour eux, l'âme, le principe pensant, ne peut pas s'abaisser à diriger des opérations purement vitales ; il y a donc un principe de la vie distinct de l'âme, une force vitale disciplinée, harmonique. Cette force est une pure entité, dirons-nous, quand on la considère comme indépendante du corps vivant, de la matière organisée, et que, sous la forme de cette conception, on lui attribue des propriétés, des qualités, des actions.

L'erreur de l'animisme et du vitalisme provenait de la séparation qu'ils faisaient entre la matière organisée et ses propriétés. La doctrine qui devait finalement triompher était celle pour qui les corps organisés ont des propriétés d'ordre vital qui leur sont propres (trois propriétés fondamentales : nutrition, contractilité, sensibilité, correspondant à trois structures : tissu végétatif, tissu musculaire, tissu nerveux), ces propriétés reposant elles-mêmes sur l'ensemble des lois chimiques, physiques et mathématiques.

Pour en revenir à Haller, disons que d'après lui, il n'est pas possible d'assigner aux diverses fonctions psychiques des provinces distinctes dans le cerveau ; les nerfs des organes des sens tirent leur origine de points différents du cerveau et n'ont pas dans la substance blanche de territoires délimités.

Haller a constaté que la surface du cerveau est lisse chez les animaux peu intelligents, surtout chez les oiseaux ; qu'elle est au contraire creusée de profonds sillons et très plissée chez l'homme. La fin de cette structure, c'est d'augmenter la quantité de substance corticale, le nombre des vaisseaux qui pénètrent dans l'écorce et par suite le nombre des fibres médullaires qui ont leur origine dans le cerveau. Ce sont, conclut Haller, les innombrables vestiges de la mémoire humaine imprimés au cerveau, qui réclament une plus grande quantité de substance blanche et un plus grand cerveau.

Vicq d'Azir (1748-1794) a conscience de son ignorance au sujet du mécanisme des fonctions intellectuelles ; il possédait cependant une connaissance approfondie des différentes pièces de la machine qu'il regardait si curieusement fonctionner.

Son grand titre de gloire est d'avoir consacré la doctrine de l'unité fondamentale de composition du système nerveux, doctrine élevée plus tard au-dessus de tout doute par *Serres*, quant à l'anatomie comparée du cerveau dans les quatre classes de vertébrés. « En considérant les organes nerveux dans toute l'étendue de la chaîne, depuis l'homme jusqu'aux reptiles, a dit *Vicq d'Azir*, on aperçoit toujours les traces du même système qui va toujours en décroissant, les brutes ne présentant aucune partie dont l'homme ne soit pourvu et celui-ci en ayant plusieurs qui leur manquent. »

Avec le morave *Prochaska* (1749-1820), nous assistons à la disparition définitive des esprits animaux, que nous avons vu encore défendus au XVIIIe siècle par Haller et Boerhaave, combattus, il est vrai, par Bontekoe. Des ventricules du cerveau où ils étaient élaborés, de l'air respiré par les narines et des esprits vitaux venus du cœur avec le sang artériel, les esprits animaux ont émigré dans l'écorce du cerveau et du cervelet, même dans la substance grise de la moelle épinière et le suc nerveux a même dû leur servir de véhicule.

Prochaska rejette tout fluide ou esprit et entreprend d'expliquer les fonctions du système nerveux sans recourir à aucune hypothèse, non plus à priori, mais à posteriori, par la méthode inductive ; il appelle *force nerveuse* la cause inconnue des effets observés dans l'étude du système nerveux ; de la connaissance de ces effets, fonctions du système nerveux, doit résulter la connaissance des lois de ces phénomènes naturels.

La force nerveuse est engendrée dans le système nerveux tout entier par la vie ; la circulation du sang, la respiration, les échanges matériels de la nutrition sont donc nécessaires à l'entretien de cette force ; elle est produite non pas seulement dans le cerveau, mais dans chaque nerf ; pour agir elle a besoin d'un excitant ; celui-ci est corporel ou psychique. L'irritabilité qui présuppose la force nerveuse n'appartient qu'aux muscles, la sensibilité qu'aux nerfs. L'organe propre du mouvement est le muscle ; les nerfs ne sont que des conducteurs.

L'organe propre de la sensation ou de la sensibilité générale (appelés sens externes par Prochaska) est le cerveau. Celui-ci, avec toutes ses parties est encore l'organe des fonctions animales ou sens internes (perception, jugement, volonté, imagination, mémoire, etc.) ; mais Prochaska n'admet pas que la masse organisée du cerveau puisse suffire à produire la pensée ; il invoque une force psychique ou âme. En percevant les impressions externes transmises par les nerfs à un sensorium commune, cette âme en tire certaines connaissances ou notions (images, idées). C'est par l'intermédiaire de ce centre (sensorium commune), qu'a lieu la réflexion des impressions des nerfs du sentiment sur les nerfs du mouvement. Le siège du centre de réflexion où se terminent les nerfs du sentiment et d'où partent les nerfs du mouvement, est coextensif à l'origine des nerfs.

Prochaska estime qu'il est impossible de déterminer avec quelque certitude quelle partie du cerveau est l'organe des fonctions animales. Admettant que la clinique et l'anatomie pathologique jetteront peut-être un peu de lumière sur cette question, il ne paraît pas toutefois douter qu'il existe dans le cerveau des sièges différents pour les différentes fonctions de l'intelligence. Si, dit-il, « jusqu'ici on n'a pu déterminer quelles parties du cerveau et du cervelet, organes de la pensée, servent à telles ou telles fonctions de l'intellect », si, en dépit des conjectures très improbables par lesquelles des auteurs célèbres se sont efforcés d'y arriver, cette partie de la physiologie demeure enveloppée de ténèbres aussi épaisses que jamais, « il n'est pas improbable que les différentes parties de l'intelligence aient, dans le cerveau, leurs organes ». La théorie de la pluralité des organes cérébraux, au moins distincts et localement séparés, est déjà si présente à l'esprit de Prochaska, qu'il estime que « l'organe de l'imagination » doit être dans le cerveau, le plus éloigné de « l'organe des perceptions », et cela parce que, quand celui-ci est assoupi par le sommeil, celui-là peut entrer en action et produire des rêves.

Prochaska est plus connu pour sa théorie générale des actions réflexes que par sa méthode d'interprétation des fonctions du cerveau, qui est pourtant d'une originalité bien plus haute ; ce n'est point Prochaska qui, le premier, a parlé de la réflexion dans les centres nerveux, phénomène non seulement décrit explicitement par Descartes et Willis, mais encore observé par tous les physiologistes anciens et modernes sous le nom de mouvement de réflexion.

Bichat (1771-1802) considère bien le cerveau comme l'organe de la vie animale, comme le centre de tout ce qui a trait à l'intelligence, mémoire, perception, imagination, fondements des opérations de l'entendement, reposant eux-mêmes sur l' « action des sens ». Mais pour lui, si « toute espèce de sensations a son centre dans le cerveau » et si les sensations sont l'occasion des passions, celles-ci n'affectent jamais directement le cerveau ; elles ont pour siège unique les organes de la vie interne (foie, estomac, cœur, intestins, etc.). Cette théorie est aussi celle de *Pinel* (1745-1826) et de *Fodéré* (1764-1835).

Bichat a compris que la raison des phénomènes vitaux devait être cherchée non pas dans un principe d'ordre supérieur immatériel, mais au contraire dans les propriétés de la matière au sein de laquelle s'accomplissent ces phénomènes ; il a émis cette idée générale, lumineuse et féconde, qu'en physiologie, comme en physique, les phénomènes doivent être rattachés à des propriétés comme à leur cause. On pourrait croire qu'il va se rapprocher des physiciens et des chimistes, puisqu'il place comme eux la cause des phénomènes dans les propriétés de la matière ; c'est le contraire qui arrive, et Bichat s'en éloigne et s'en sépare d'une manière aussi complète que possible. En effet, le but poursuivi dans tous les temps par les iatromécaniciens, physiciens ou chimistes a été d'établir une ressemblance, une identité entre les phénomènes des corps vivants et ceux des corps inorganiques. A l'encontre de ceux-ci, particulièrement à l'encontre de *Lavoisier* et de *Laplace,* qui viennent démontrer qu'il n'y a pas deux chimies, l'une pour les corps bruts, l'autre pour les êtres vivants, en prouvant expérimentalement que la respiration et la production de la chaleur ont lieu dans le corps de l'homme et des animaux par des phénomènes de combustion tout à fait semblables à ceux qui se produisent pendant la calcination des métaux, Bichat pose en principe que les propriétés vitales que, du reste, il n'a pas définies, sont absolument opposées aux propriétés physiques, de sorte qu'au lieu de passer dans le camp des physiciens et des chimistes, il est vitaliste avec l'école de Montpellier. Comme les vitalistes, il considère que la vie est une lutte entre des actions opposées ; il admet que les propriétés vitales conservent le corps vivant en entravant les propriétés physiques qui tendent à le détruire. Quand la mort survient, ce n'est que le triomphe des propriétés physiques sur leurs antagonistes. Bichat d'ailleurs résume complètement ses idées dans la définition qu'il donne de la vie : la vie est l'ensemble des fonctions qui résistent à la mort, ce qui signifie en d'autres termes : la vie est l'ensemble des propriétés vitales qui résistent aux propriétés physiques.

La conception de Bichat, erronée quant à la théorie de la vie, n'en est pas moins une conception de génie sur laquelle a été fondée la physiologie moderne. En décentralisant la vie, en l'incarnant dans les tissus et en rattachant ses manifestations aux propriétés de ces mêmes tissus, Bichat ne s'est pas trompé sur la méthode physiologique. Ses idées produisirent en physiologie et en médecine une révolution profonde et universelle. L'école anatomique en sortit, poursuivant avec ardeur dans les propriétés vitales des tissus sains et altérés l'explication des phénomènes de la santé et de la maladie. D'un autre côté, les progrès des méthodes physiques, les découvertes brillantes de la chimie moderne, en jetant une vive lumière sur les fonctions vitales, devaient venir protester contre la séparation et l'opposition radicales que Bichat ainsi que les vitalistes avaient cru voir entre les phénomènes organiques et les phénomènes inorganiques de la nature. (V. Cl. Bernard, *la Science expériment.*, p. 162.)

IV. — Période contemporaine

Les allemands *Gall* (1757-1828) et *Spurzheim* (1776-1832) montrèrent que c'était, non la substance blanche, mais la substance grise centrale de la moelle et la substance grise corticale du cerveau et des ganglions qui était l'origine, la matrice, l'organe de nutrition de la substance blanche, ce que devaient encore nier Desmoulins, Magendie, Serres : « Partout où il y a de la substance grise, disaient-ils, il y a aussi des nerfs, et tous les nerfs prennent leur origine dans la substance grise; en la traversant, ils se lient intimement avec elle et en reçoivent des filets de renfort. Nous appelons ganglions tous les renflements où il y a des nerfs et de la substance grise. »

Gall et Spurzheim avaient renversé l'ordre traditionnel de la démonstration du névraxe « en suivant la marche de la nature » qui va, non de haut en bas, mais de bas en haut. C'est sur cette méthode de dissection que repose la loi de l'accroissement ou du renforcement des faisceaux médullaires à travers les amas de matière grise ou ganglions nerveux, qu'ils traversent.

Pour Gall et Spurzheim, le cerveau et le cervelet sont la continuation renforcée aussi bien des cordons antérieurs que des cordons postérieurs et latéraux de la moelle; tous les systèmes nerveux s'épanouissent finalement en gerbe dans la substance grise des circonvolutions cérébrales. De systèmes nerveux particuliers, il y en a autant que de fonctions différentes, chaque système de la vie animale étant d'ailleurs double. Mais tous ces systèmes sont ramenés à l'unité par le moyen des commissures.

Il n'existe donc pas et il ne peut exister aucun « centre commun » de toutes les sensations, de toutes les pensées, de toutes les volontés. « L'ensemble des nerfs, disait Gall, se compose de plusieurs systèmes particuliers, et ces systèmes diffèrent entre eux, aussi bien par leur structure que par leurs fonctions ; ces fonctions sont en rapport avec la nature et le développement des organes, mais ces divers appareils sont reliés entre eux par des connexions et s'influencent réciproquement. Avec des propriétés communes, tous les systèmes ont des fonctions spécifiques. Le cerveau se compose d'autant de systèmes particuliers qu'il exerce de fonctions distinctes. »

C'est de la physiologie normale et pathologique que Gall et Spurzheim étaient partis pour arriver à l'anatomie, c'est-à-dire à l'étude des conditions matérielles des fonctions du cerveau. « Si nous avons obtenu, disaient-ils, une anatomie du cerveau que le temps ne peut plus anéantir, nous la devons presque toute à nos conceptions physiologiques et pathologiques. » Et ils ajoutaient : « Une doctrine sur les fonctions du cerveau, si elle se trouvait en contradiction avec sa structure, serait nécessairement fausse... » Si c'est « une vérité éternelle » que le cerveau se compose d'un système nerveux, divisé en plusieurs systèmes tellement distincts entre eux, que la diversité de leurs origines, de leurs faisceaux, de leurs directions, de leurs points de réunion « peut se démontrer à l'œil », alors l'anatomie du cerveau apparaît dans une liaison immédiate et dans une concordance parfaite avec la physiologie de cet organe.

Un immense service rendu par Gall et Spurzheim à la physiologie du cerveau a été de dissiper l'ignorance où l'on était encore des fonctions véritables de cet organe à l'époque de Bichat et de Pinel, en ramenant le moral à l'intellectuel, en montrant que les passions et l'intelligence sont des fonctions de même ordre et en les localisant toutes dans le cerveau.

On sait que Gall insista d'une façon toute particulière sur les formes de la tête et du crâne pour découvrir les qualités morales et les facultés intellectuelles ainsi que le siège des organes de ces fonctions, mais il faut faire cette remarque qu'il ne douta pas que les différences que présentent les formes extérieures du crâne ne soient l'expression de différences correspondantes dans les formes extérieures du cerveau. « Jamais, déclare Gall, il ne me vint à l'idée que la cause des qualités morales ou des facultés intellectuelles fût dans tel ou tel endroit des os du crâne. » Aussi, après avoir indiqué les prétendus signes extérieurs d'un sentiment ou d'une faculté sur la tête, Gall localise-t-il toujours le substratum de cette qualité ou de ce sentiment dans une circonvolution cérébrale.

École de la Salpêtrière : Delaye, Foville, Pinel-Grandchamp. — De 1820 à 1823 s'élabore à la Salpêtrière une doctrine nouvelle des fonctions motrices et sensitives du cerveau qui, pour ses promoteurs, Delaye, Foville, Pinel-Grandchamp, trouve son fondement dans la clinique, l'anatomie pathologique et la physiologie expérimentale. Dans cette doctrine, la substance corticale du cerveau est affectée à l'exercice des opérations intellectuelles, c'est-à-dire qu'elle est le siège de l'intelligence, tandis que dans la substance fibreuse est localisée la locomotion ; ce qui prouve ces localisations, c'est que les dérangements des deux ordres de fonctions correspondent aux altérations de la superficie (substance corticale) ou de la profondeur du cerveau (substance blanche du centre ovale et renflements de substance grise profondément situés, corps striés et couches optiques qui, avec leurs radiations fibrillaires, sont les centres moteurs de la jambe et du bras). Quant au cervelet, c'est le siège de la sensibilité, et cela de par des raisons anatomiques (connexion du cervelet avec les faisceaux postérieurs de la moelle épinière), des recherches expérimentales instituées sur le cervelet, et la comparaison des altérations pathologiques de cet organe avec les symptômes.

Serres, en 1823, arrive aux mêmes idées que l'école de la Salpêtrière, au sujet des localisations dans le cerveau des mouvements du bras et de la jambe. Pour lui, la matière grise n'est ni l'organe unique de la sensibilité, ni le principe des mouvements; la matière blanche peut à la fois exciter et les mouvements et les différents états de la sensibilité; si la moelle allongée est le siège principal de la sensibilité (ce qui est démontré par les expériences physiologiques), il ne s'ensuit pas que le cervelet et les lobes cérébraux soient insensibles : la sensibilité est répandue dans toute la masse de l'encéphale.

Le grand mérite de Serres est d'avoir exposé d'une façon magistrale l'unité d'origine et de composition de l'encéphale, c'est-à-dire la phylogénie du cerveau des vertébrés. «... En remontant l'échelle des poissons aux singes, dit-il, vous voyez l'encéphale se compliquer graduellement, comme, en descendant des mammifères adultes à leurs différentes époques de formation embryonnaire, vous apercevez cet organe se décomposer successivement. Vous arrivez par ces deux voies au même résultat, à l'unité de leur formation et de leur composition. »

Pour *Legallois* (1774-1814), quoique ce soit du cerveau qu'émanent incontestablement les déterminations de la plupart des actes, ce n'est pas en lui que résident exclusivement le principe du sentiment et des mouvements volontaires; il n'est pas la source unique de la puissance nerveuse; la moelle épinière est la source du sentiment et de tous les mouvements volontaires du tronc. Les phénomènes mécaniques de la respiration dépendent immédiatement du cerveau (plus précisément d'un endroit assez circonscrit de la moelle allongée, situé à une petite distance du trou occipital et vers l'origine des nerfs de la 8e paire); c'est principalement en tant que l'entretien de la vie dépend de la respiration que l'animal dépend du cerveau; il n'en est pas moins avéré que c'est par la moelle épinière que la respiration s'exerce.

Ce que Legallois a écrit sur l'unité apparente du moi vaut d'être rappelé : « L'unité du moi dont nous avons la conscience, est encore un fait qui semble répugner à la dissémination du principe de la vie dans toute l'étendue du cerveau et de la moelle épinière. Mais il faut prendre garde que la connexion et l'harmonie de toutes les parties de la puissance nerveuse suffisent pour donner le sentiment de cette unité, sans que cette puissance soit concentrée dans un seul point. »

Enfin Legallois, qui a donné cette définition de la vie : « une impression du sang artériel sur le cerveau et la moelle épinière » ou « un principe résultant de cette impression », s'est élevé contre la théorie des deux vies distinctes professées par Bichat : la vie animale et la vie organique. Pas plus qu'il ne croyait que le cerveau était le centre unique de la vie animale, il n'admettait que le cœur, indépendant du cerveau, fût le centre de la vie organique.

Lallemand (1790-1854) repousse l'hypothèse qui plaçait dans les couches optiques et les lobes postérieurs du cerveau les centres d'innervation des membres supérieurs, dans les corps striés et les lobes antérieurs ceux des membres inférieurs. La supposition que les fonctions motrices des membres peuvent résider exclusivement dans une partie quelconque de l'encéphale, supposition incompatible avec le système de Gall, ne doit pas être faite : « Si, comme je n'en doute pas, disait-il, chaque fonction intellectuelle ou morale distincte a son siège dans une partie du cerveau, il faut bien admettre que chacune de ces parties a une influence directe et immédiate sur tous les organes du mouvement ; car il n'est pas une seule de ces facultés qui ne soit susceptible de provoquer des mouvements prompts, énergiques et compliqués. » De même qu'il n'existe pas dans l'encéphale de territoires spéciaux affectés à de prétendus organes distincts, pour la détermination des mouvements volontaires, de même il n'y en a pas pour la perception des sensations. Ce qui prouve, sans réplique, que les sensations sont perçues par les mêmes portions du cerveau qui provoquent les contractions musculaires, c'est que, dans toutes les affections cérébrales, ce sont les mêmes parties qui sont privées du mouvement et du sentiment. De ce que le cerveau est passif dans la perception des sensations tandis qu'il doit devenir actif pour susciter des mouvements, Lallemand s'explique comment la sensibilité peut persister, quoique le mouvement volontaire ait cessé.

Desmoulins (1796-1828), qui subit comme Lallemand l'influence de Gall, reconnaît comme une conjecture plausible que, entre une faculté et un penchant donné et un endroit particulier de la surface du cerveau, bref, entre cette même faculté et un développement plus ou moins considérable des plis cérébraux de ce point, quelque rapport doit exister.

Desmoulins estimait que l'intensité des fonctions nerveuses était partout proportionnelle à la quantité de matière nerveuse et surtout à l'étendue de surface qu'elle déploie; mais il admettait, d'accord en cela avec son époque, que penser n'est pas sentir, que les facultés de l'intelligence sont indépendantes de l'existence des sens. Pour lui, les mouvements, la sensibilité, l'intelligence, étaient trois ordres de phénomènes nerveux tout à fait distincts. Outre ces trois forces primitives, il en admettait une quatrième, la conscience et peut-être une cinquième, la volonté.

Desmoulins soupçonnait le corps calleux d'être en étroite relation avec les processus de l'intelligence pour les raisons suivantes : cette partie du cerveau croît en raison directe de l'étendue de la membrane nerveuse des hémisphères et des plissements de cette membrane; elle n'existe que chez les mammifères, supérieurs aux ovipares par l'intelligence; elle n'a d'action ni sur les mouvements ni sur la sensibilité d'aucune partie du corps; en commissurant les hémisphères, elle est un moyen de concert pour leurs actions, ou elle peut faire participer un lobe plus faible aux efforts des actions d'un autre lobe plus fort.

Magendie (1783-1855), qui laisse clairement entendre que pour lui les fonctions de l'intelligence peuvent varier avec la masse, le volume et le mode de structure des circonvolutions cérébrales, n'incline pas cependant vers l'organologie de Gall ; il condamne même comme fausse cette partie du système anatomique de Gall qui enseigne que la substance grise du cerveau produit la substance blanche : « C'est là, dit-il, avancer une supposition gratuite ».

Pour lui, la plus grande partie des hémisphères, sinon la totalité, est insensible, de même pour la surface du cervelet. La moelle épinière, au contraire, est sensible ; il s'agit toutefois de la substance médullaire, non de la substance grise centrale de la moelle, qu'on peut toucher, déchirer pour ainsi dire impunément. La sensibilité du quatrième ventricule et de la moelle allongée est aussi très vive.

Magendie ne localisait ni dans le cerveau ni dans le cervelet le siège principal de la sensibilité et des sens spéciaux. Dans l'ablation des hémisphères, aucun des sens, sauf celui de la vue, n'avait paru aboli à Magendie : « Il est donc bien positif, concluait-il, que les sensations n'ont pas leur siège dans les hémisphères ». Cependant, le cerveau peut non seulement percevoir les sensations, mais encore reproduire celles qu'il a déjà perçues. Cette action cérébrale se nomme mémoire.

Pour Magendie, la disposition anatomique indique que le sentiment doit se diriger plus particulièrement vers le cervelet et le mouvement vers le cerveau; mais la physiologie et les faits pathologiques ne viennent pas confirmer ce que l'anatomie semble montrer d'une manière si évidente. Les lésions du cervelet ne font point perdre la sensibilité. La soustraction des hémisphères n'emporte pas nécessairement la perte du mouvement. Il paraît évident à Magendie que les couches optiques, les cuisses du cerveau, les tubercules quadrijumeaux, ont des fonctions relatives aux mouvements; mais, pour ce qui a trait spécialement au cervelet, Magendie déclare que les lésions profondes, voire les ablations totales de cet organe, ne font point perdre la sensibilité. Ce qu'il a le plus souvent remarqué, c'est que le cervelet semble nécessaire à l'intégrité des mouvements en avant.

Magendie a combattu les idées de Bichat au sujet du siège des passions : « Dirons-nous, a-t-il dit, qu'elles résident dans la vie organique ? Mais les passions sont des sensations internes; elles ne peuvent avoir de siège. Elles résultent de l'action du système nerveux, et particulièrement de celle du cerveau. »

Andral (1797-1851) entreprit d'interroger les faits pour

s'assurer de l'exactitude des opinions professées par l'école de la Salpêtrière et par Serres, concernant les sièges distincts des mouvements des membres supérieur et inférieur dans le cerveau.

Le résultat négatif auquel il arriva ne l'empêcha pas d'affirmer qu'il y a des sièges distincts, puisque chacun des membres peut être paralysé isolément. Ces sièges, on ne les connait point, disait Andral, ce ne sont ni les couches optiques ni les corps striés.

Andral estimait qu'on ne peut pas nier que certaines parties de l'encéphale soient spécialement destinées à l'accomplissement de certains actes. Ce qui explique, déclarait-il, qu'on trouve dans les altérations du cerveau les sièges les plus divers pour expliquer les troubles d'une même fonction, c'est qu'il est vraisemblable que certains points du cerveau ont entre eux un rapport tel, que la lésion de tel d'entre eux va spécialement retentir sur tel autre. Il y a une « merveilleuse solidarité qui unit entre elles et ramène à l'unité d'action toutes les parties du système nerveux ».

Pour *Longet*, « à supposer qu'on » devait « admettre dans le cerveau des régions distinctes et déterminées pour correspondre aux divers mouvements volontaires », il n'était point démontré qu'il y avait « rien de positif dans les localisations proposées pour les principes actifs de ces mouvements ». Dans les lobes cérébraux devaient se trouver surtout les conditions matérielles de l'intelligence, des sentiments et des instincts comme celles des mouvements.

Quant à la valeur des localisations relatives aux organes et aux fonctions des sens et de l'intelligence, les observations de blessures graves et de perte de substance aux dépens des lobules antérieurs ou postérieurs des hémisphères ne révélaient, suivant Longet, aucune altération grave de ces fonctions. Après Desmoulins, pour qui la protubérance annulaire était l'organe où réside la conscience des sensations de tout le corps moins la vue, après Serres, Longet croyait que la sensibilité générale qui subsiste après l'ablation de tout l'encéphale, hormis la protubérance et le bulbe, étaient avec les impressions tactiles perçues dans la protubérance. Quant aux impressions olfactives, visuelles, auditives, gustatives, il estimait qu'on n'avait aucune donnée pour oser croire que leur perception s'opère même partiellement dans la protubérance, les hémisphères cérébraux étant les seules parties encéphaliques où les sensations soient soumises à une élaboration définitive.

Longet était d'accord avec la généralité des physiologistes anciens et modernes pour reconnaître que les substances blanche et grise des centres nerveux étaient insensibles ou plutôt inexcitables. Suivant lui, il n'avait trouvé de parties excitables, au cours de ses expériences, que la protubérance annulaire, le bulbe rachidien et la moelle épinière.

Parchappe (1800-1866) a plus fait qu'aucun physiologiste ou clinicien de son temps pour l'avancement de la vraie doctrine de l'innervation cérébrale, mais sa voix ne perça pas à son époque. C'est un précurseur des idées actuelles sur le siège de ce complexus indissociable de fonctions psychiques appelées sensibilité, intelligence, volonté.

C'est de la considération des troubles fonctionnels et des lésions anatomiques observés surtout dans la paralysie générale que Parchappe s'est élevé à la théorie des fonctions de l'écorce du cerveau. Avant lui, la plupart des physiologistes et des cliniciens avaient considéré la substance blanche, plus encore que la substance grise du cerveau, du cervelet et des ganglions de la base, comme un centre d'action et d'élaboration psychique. Gall, Delaye, Foville, Pinel-Granchamp, Lallemand, avaient bien localisé dans la substance grise corticale des hémisphères le siège de l'intelligence, opinion déjà impliquée dans la théorie de la sécrétion des esprits animaux par les glandules constituant cette substance du cerveau, mais ils n'avaient situé le siège, ni de la volonté, ni de la sensibilité, dans le substratum organique des fonctions intellectuelles.

Parchappe a fait de l'écorce grise du cerveau le siège commun et exclusif de l'intelligence, de la volonté et de la sensibilité. Cette doctrine physiologique est fondée avant tout sur la démonstration faite par Parchappe lui-même dès 1838 que la paralysie générale des aliénés résulte d'une altération destructive de la couche corticale. Aux troubles de l'intelligence et de la motilité volontaire, tenus pour les symptômes les plus directs des lésions de l'écorce, Parchappe ajouta ceux de la sensibilité : « La couche corticale du cerveau doit, dit-il, être considérée comme l'aboutissant des impressions sensitives. » L'observation clinique lui avait montré que la perception des impressions sensitives diminue dans la même mesure que la force des mouvements volontaires « en raison de l'étendue et de la profondeur des altérations organiques de l'écorce grise ». Parchappe eut le grand mérite de voir que les trois fonctions qui servent à définir la vie psychique, sensibilité, mouvement volontaire, intelligence, se supposant réciproquement, encore que fonctionnellement dissociables à l'état pathologique, au moins en apparence, doivent avoir un même siège. Il vit bien que la complexité croissante des phénomènes qui s'accomplissent dans l'écorce du cerveau peut créer l'illusion de leur indépendance réciproque.

Quant à la substance blanche de l'encéphale et de la moelle, Parchappe ne lui attribua que le rôle exclusif de conducteur des influences nerveuses, centrifuges ou centripètes ; quant à la substance grise des mêmes régions, que celui du mouvement et de la sensibilité.

Flourens (1797-1867) fut l'auteur d'une méthode d'expérience qui, en détruisant isolément les différentes parties de l'encéphale, devait permettre d'en déceler les fonctions spéciales. Avant lui, on n'isolait point les unes des autres les parties soumises à l'examen ; on n'avait donc que des expériences confuses qui ne permettaient d'aboutir qu'à des conclusions vagues et incertaines.

Pour Flourens, le système nerveux a trois propriétés distinctes, l'une de percevoir et de vouloir (intelligence) ; l'autre de recevoir et de transmettre les impressions (sensibilité) ; la troisième d'exciter immédiatement la contraction musculaire.

Dans le cervelet réside une propriété « dont rien ne donnait encore l'idée en physiologie » et qui consiste à coordonner les mouvements voulus par certaines parties du système nerveux, excitées par d'autres. (Doctrine combattue par l'école de la Salpêtrière, Magendie, Andral, Longet.)

Tandis que du cervelet dérivent tous les mouvements coordonnés de locomotion, de la moelle allongée viennent tous les mouvements coordonnés de conservation (respiration, etc.).

Dans les lobes cérébraux résident les facultés intellectuelles et perceptives, dans la moelle épinière et dans les nerfs l'excitation immédiate des contractions musculaires.

Quoique unique, le système nerveux n'est point homogène ; toutes ses parties sont distinctes, mais elles concourent, conspirent, consentent ; l'énergie de chacune influe sur l'énergie de toutes les autres.

Flourens a le premier démontré scientifiquement que toutes les fonctions psychiques ont un même siège, le cerveau, que toutes les perceptions (vue, ouïe, goût, odorat, toucher), que la volonté, le souvenir, les jugements, les instincts, résident exclusivement dans les lobes cérébraux. Mais, déclarait Flourens, quelque graduée que soit l'ablation des lobes cérébraux, quels que soient le point, la direction, les limites dans lesquels on opère, dès qu'une perception est perdue, toutes le sont, dès qu'une faculté disparaît, toutes disparaissent ; il suit que toutes ces facultés, toutes ces perceptions, tous ces instincts, ne constituent qu'une faculté essentiellement une et résident essentiellement dans un même organe, y occupent la même place : « Il n'y a de siège divers ni pour les diverses facultés ni pour les diverses perceptions. »

L'unité du cerveau, de l'organe, siège de l'intelligence, était un des résultats les plus importants auxquels croyait être arrivé Flourens ; pour lui, la conservation ou la perte des fonctions de l'intelligence dépendait, non de tel ou tel point donné des lobes cérébraux, mais du degré de l'altération des lobes, quels que soient d'ailleurs le point ou les points attaqués.

Bouillaud (1796-1881), adversaire de Flourens, a défendu la vérité du principe de l'hétérogénéité fonctionnelle du cerveau. Personne n'a certes combattu avec une constance plus admirable pour le triomphe du principe des localisations fonctionnelles du cerveau considéré comme un assemblage d'organes. Mais, beaucoup plus près de Gall que de nous, il entendait par organes du cerveau autre chose que ce que nous entendons aujourd'hui. Ce que Bouillaud prise dans le système de Gall, ce père « de la nouvelle physiologie du cerveau », c'est la localisation ou la détermination topographique de chacun des organes cérébraux, de ces petits « cerveaux » dont l'ensemble constitue le grand cerveau.

Un grand nombre de nos mouvements, dit Bouillaud, sont dirigés par l'intelligence et la volonté. Ce n'est pas assez de dire que le cerveau est indispensable à la production de ces mouvements ; il faut rechercher si les diverses parties dont se compose le cerveau ne président point chacune à des mouvements particuliers, en d'autres termes, s'il n'existe pas plusieurs centres nerveux cérébraux affectés aux mouvements musculaires. Ce qui autorise à croire que la doctrine de la pluralité des organes cérébraux considérés sous ce dernier point de vue est démontrée, c'est qu'il n'est pas rare de rencontrer des lésions partielles des fonctions musculaires dues à une affection locale du cerveau ; telles sont les paralysies des membres supérieur et inférieur résultant d'une lésion d'une partie déterminée de la masse du cerveau. Il est certain qu'il y a un centre particulier pour les mouvements de l'œil. Quant à l'influence du cerveau sur les mouvements de la langue, considérée comme instrument de la parole, et sur ceux des autres muscles qui concourent avec elle à la production du phénomène, Bouillaud en était si fort persuadé, qu'il ne s'expliquait pas, disait-il, qu'on n'eût pas encore enseigné que les mouvements des organes de la parole devaient avoir dans le cerveau un centre spécial. Pour le démontrer, il n'y avait qu'à constater par l'observation clinique, que la langue ou les autres organes servant à l'articulation des mots pouvaient être paralysés isolément en tant qu'organes de la parole, tout en conservant leur motilité volontaire pour d'autres fonctions ; s'il en est ainsi, c'est, disait Bouillaud, que les mouvements qui dans les organes de la parole sont affectés à cette fonction, sont sous l'influence d'un centre nerveux différent de celui sous l'influence duquel sont les mouvements qui, dans les mêmes organes, servent à d'autres usages.

D'après les observations recueillies par lui, Bouillaud pensa que les lobes antérieurs du cerveau étaient le centre nerveux cérébral qui coordonne les mouvements des organes de la parole, qu'ils étaient « l'organe législateur de la parole », l'organe du langage articulé dont la mémoire des mots n'est qu'un attribut. Peut-être, selon lui, la substance grise de ces lobes était-elle l'organe de la partie intellectuelle de la parole, la substance blanche l'organe qui exécute et coordonne les mouvements musculaires nécessaires à la production de la parole. Il faut observer que Bouillaud n'est jamais sorti du vague de cette expression : « lobes ou lobules antérieurs du cerveau », pour localiser le centre de l'articulation verbale. L'organe affecté au langage articulé était lui-même composé, d'après lui, de plusieurs parties distinctes dont chacune pouvait être altérée isolément.

Avant Bouillaud, Serres avait cherché le siège de la parole dans la partie moyenne de la capsule interne, demi-centre ovale.

Les symptômes des affections du cerveau doivent varier avec la partie du cerveau affectée. Ces altérations doivent porter : 1° sur les fonctions des muscles volontaires ; 2° sur les sensations ; 3° sur l'intelligence.

Quant aux premières, les paralysies peuvent affecter un seul membre, ou les deux membres supérieurs ou inférieurs, ou tout un côté du corps. Ces paralysies de siège différent impliquent l'existence de sièges centraux également différents. Bouillaud fut amené à déterminer un certain nombre de localisations fonctionnelles du cerveau. Ainsi les paralysies du membre inférieur résultaient d'une lésion des lobules moyens du cerveau des corps striés, non pas des lobes antérieurs (Foville, Pinel-Grandchamp, Serres) ; les paralysies du membre supérieur provenaient d'une lésion du lobe postérieur du cerveau ou des couches optiques ; enfin, la paralysie des organes de la parole dépendait de la lésion des lobes antérieurs du cerveau.

Pour Bouillaud, il existait donc dans le cerveau plusieurs centres de mouvement ou centres moteurs ou encore conducteurs de mouvements musculaires, comme il existait plusieurs organes de perception des impressions de la sensibilité et plusieurs organes intellectuels.

Puisque chacun de nos sens a une fonction spéciale, « il existe, disait-il, des centres nerveux qui sont les organes immédiats où s'opère la perception de l'impression sensitive ». L'altération de l'organe cérébral affecté à un sens, détermine une lésion dans les fonctions de l'organe de ce sens. Quant à la sensation en quelque sorte universelle, tact ou toucher, elle ne paraît pas avoir un siège central aussi circonscrit que la vue ou l'ouïe : *le foyer cérébral qui perçoit les impressions tactiles s'étend dans tous les points où aboutissent les divers nerfs du sentiment.*

Enfin, les altérations des fonctions intellectuelles doivent varier aussi avec le siège de la lésion du cerveau. A cette question se rattache expressément pour Bouillaud la doctrine de Gall, de la pluralité et de la spécialité des organes cérébraux, doctrine qui mérite, disait-il, d'être soumise au creuset de l'observation pathologique. Il admettait comme très probable que tout désordre de l'intelligence dépend d'une altération localisée de la substance corticale du cerveau et que la partie distincte du cerveau dont la lésion produit celle de l'intelligence est le substratum cortical de cet organe (*sic* : Delaye, Foville, Pinel-Grandchamp).

Bouillaud émettait à titre d'hypothèse cette idée que la substance grise est le *centre sensitif;* il s'élevait donc avec véhémence contre la localisation de la sensibilité dans le cervelet, localisation proposée par l'école de la Salpêtrière qui, en outre, plaçait dans la substance blanche des hémisphères l'organe du mouvement. Si le cervelet, objectait Bouillaud, était l'organe unique de la sensibilité, comment expliquerait-on la paralysie du sentiment qui accompagne un si grand nombre d'affections cérébrales ?

Le cervelet n'est ni le foyer de la sensibilité, ni l'organe législateur des fonctions génératrices (Gall). C'est le siège d'une force locomotrice spéciale et aussi de toutes les forces dont se composent les actes si nombreux de l'attitude, de la station, de la progression; il coordonne les mouvements d'où résultent l'équilibre, le repos et les divers modes de locomotion.

Nous entrons maintenant dans une époque tout à fait moderne et nous nous étendrons moins longuement sur elle que sur les précédentes, pour les raisons suivantes : les découvertes célèbres dont elle a été le témoin, ont fourni sur le cerveau et ses fonctions les données actuelles que nous rencontrerons dans notre chapitre d'anatomie et de physiologie; de plus, nous aurons l'occasion d'en parler au cours de notre ouvrage.

Après Bouillaud, nous arrivons à *Paul Broca* (1824-1880), qui a eu l'incontestable gloire de découvrir la première localisation cérébrale.

Tout le monde connaît la sensationnelle déclaration que le grand physiologiste fit à la Société d'anthropologie de Paris, le 18 avril 1861, en présentant le cerveau d'un homme décédé à 51 ans, après avoir perdu l'usage de la parole depuis 21 ans. Broca démontra que le ramollissement, qui s'était propagé très lentement, avait eu son foyer principal et son siège dans le lobe frontal de l'hémisphère gauche, et sur ce lobe, dans la troisième circonvolution, laquelle « présentait la perte de substance la plus étendue » et était complètement « détruite dans toute sa moitié postérieure ». Il en concluait que « selon toute probabilité, c'était dans la troisième circonvolution frontale gauche que le mal avait débuté ».

Cette fonction de l'intelligence, le langage articulé, pouvant être abolie séparément, il existe donc dans l'écorce cérébrale des organes psychiques distincts, isolés, relativement indépendants. Et Broca ajoutait : « Si toutes les facultés cérébrales étaient aussi distinctes, aussi nettement circonscrites que celle-là, on aurait enfin un point de départ positif pour aborder la question si controversée des localisations cérébrales. » Et, plus loin : « Du moment qu'il sera démontré sans réplique qu'une faculté intellectuelle réside dans un point déterminé des hémisphères, la doctrine de l'unité du centre nerveux intellectuel sera renversée, et il sera hautement probable, sinon tout à fait certain, que chaque circonvolution est affectée à des fonctions particulières. »

Vulpian (1826-1887) combattit la doctrine de Broca ; il expliquait la perte de la faculté du langage articulé, non pas par une lésion cérébrale, mais par l'état plus ou moins démentiel des aphasiques ; pour lui, il s'agissait non de la perte d'une faculté spéciale, mais d'un trouble général de l'intelligence. Broca s'appliqua victorieusement à défendre sa grande découverte. Bien des idées erronées tombèrent sous ses efforts et ensuite sous ceux de *Trousseau* et de *Charcot*. En 1870, les physiologistes allemands *Fritsch* et *Hitzig* publièrent un mémoire dans lequel ils montraient toute la portée de la grande découverte qu'ils venaient d'accomplir, celle de l'excitabilité de l'écorce cérébrale et faisaient envisager les résultats qu'ils en attendaient.

A ce moment, deux doctrines étaient toujours en présence : l'une, celle de Flourens, d'après laquelle il n'existait aucun siège distinctif, ni pour les perceptions, ni pour les facultés de l'âme, les lobes cérébraux concourant en entier à l'exercice complet de leurs fonctions, doctrine (de l'homogénéité du cerveau) qui séduisait encore presque tous les physiologistes ; l'autre, celle de l'hétérogénéité, qui admettait l'existence de centres ou foyers circonscrits de l'écorce cérébrale. La question de l'excitabilité de cette écorce cérébrale paraissait, en outre, être définitivement résolue. (Magendie, Flourens, Bouillaud, Longet, Vulpian, Schiff, Matteuci, Van Deen, Weber, Budge, etc., avaient trouvé la substance corticale des hémisphères inexcitable.)

Fritsch et *Hitzig*, après avoir irréfutablement démontré que jusqu'à eux on avait été dans l'erreur, ont résolu expérimentalement la question du rôle des différentes parties de l'écorce. Avec l'excitation électrique — expériences d'excitation et d'ablation de l'écorce — Hitzig a trouvé une nouvelle confirmation de la vérité de la doctrine des localisations cérébrales, doctrine que la méthode clinique et anatomo-pathologique est venue confirmer d'une façon définitive, inébranlable.

Il est admis aujourd'hui que : 1° l'excitation électrique de certains centres déterminés de l'écorce provoque des mouvements des muscles volontaires d'un membre ou segment de membre également déterminés, voire d'une région de la face ou de la nuque ; 2° la destruction de ces centres a pour effet un trouble correspondant de la motilité volontaire dans les mêmes muscles.

C'est Hitzig qui a également découvert le centre cérébral de la vision dans le lobe occipital, alors que presque tous les physiologistes ne croyaient pas qu'une simple mutilation pût léser le sens de la vue.

A l'heure actuelle, les découvertes constantes d'Edouard Hitzig éclairent toutes les voies ouvertes à l'étude scientifique des fonctions du cerveau. C'est grâce à ce grand esprit, qui domine sans conteste la physiologie de ce temps, qu'a été ouverte l'ère nouvelle dans laquelle cette étude est entrée. Chez lui, toutefois, on distingue nettement la transition des idées anciennes aux idées nouvelles. Il parle de centres ou d'organes particuliers de l'intelligence, comme on parle d'un centre sensoriel ou d'un centre moteur, ce qui semble être une survivance des traditions psychologiques. Il soutient que l'intelligence ou la pensée, en un mot que les fonctions psychiques possèdent dans le cerveau des organes particuliers, des centres ou un siège circonscrits, et il localise ces organes ou ce siège dans les lobes antérieurs du cerveau, parce que pour lui, ces lobes sont inexcitables et qu'il serait invraisemblable que l'énorme masse de substance cérébrale constituant ces lobes dût servir presque entièrement à des fonctions aussi simples que les mouvements de la colonne vertébrale, comme le prétend *Hermann Munk*.

Pour ce physiologiste, qui a réfuté par ses expériences la doctrine de l'inexcitabilité des lobes antérieurs du cerveau, la réponse à faire à la théorie d'Hitzig est la suivante : « L'intelligence a son siège partout dans l'écorce cérébrale, et nulle part en particulier; elle est la somme et la résultante de toutes les images ou représentations, issues des perceptions des sens. Toute lésion de l'écorce du cerveau altère l'intelligence d'autant plus profondément que la lésion est plus étendue, et cela toujours par la perte de ces groupes d'images ou représentations simples ou complexes qui avaient pour fondement les perceptions du territoire local lésé... »

Comme Munk, *Frédéric Goltz* s'est élevé contre l'antique préjugé qui fait du lobe frontal le siège de l'intelligence. Pour lui, il n'existe pas plus de rapport entre l'intelligence et les lobes frontaux qu'avec n'importe quelle autre région du cerveau. « Je considère, dit-il, comme le résultat le plus important de mes recherches, la démonstration que l'écorce du cerveau est dans toutes ses parties l'organe des fonctions psychiques supérieures, de celles en particulier qui, pour nous, constituent l'intelligence. Par intelligence, j'entends la faculté d'élaborer avec réflexion les perceptions des sens en vue d'actions appropriées à une fin... »

Quoi qu'il en soit, Hitzig n'en reste pas moins le vrai précurseur de Munk et de Goltz; il demeure le maître du grand empire qui lui a été livré par sa merveilleuse découverte de l'excitabilité de l'écorce cérébrale.

Comme le dit excellemment M. Jules Soury (*Dict. de phys.*, p. 656) : « La doctrine moderne scientifique des localisations cérébrales, *telle qu'elle résulte en particulier de la découverte de Fritsch et d'Hitzig*, ne localise ni les facultés classiques de l'âme ni les organes fondamentaux de la phrénologie, parce que ces facultés et ces organes n'existent point, que ce ne sont pas des êtres, mais des rapports, des résultantes de l'activité des seules réalités connues, je veux dire les perceptions et leurs résidus, localisés, et partant localisables, dans les différents territoires plus ou moins nettement différenciés de l'écorce grise du cerveau. » Et plus loin (p. 669), le même auteur complète ce qui précède de la façon suivante : « Il est sans doute de l'intelligence comme de la mémoire, de la volonté, de la conscience : en soi, ce sont des abstractions ; par conséquent elles ne sauraient être localisées comme la vue, l'ouïe, l'olfaction où le toucher. L'intelligence qui, chez les invertébrés comme chez les vertébrés, ne peut être que la somme des activités coordonnées de tous les éléments nerveux, nous paraît être surtout une fonction des fibres ou faisceaux d'association. La différenciation physiologique des différentes aires de l'écorce du cerveau des vertébrés dépend de la nature des sensations qu'y projettent les divers organes des sens. Le siège des sensations, des perceptions, des images mentales, et partant des raisonnements, des jugements et des volitions, bref, des fonctions psychiques, est sans doute, dans l'homme et les mammifères supérieurs, la substance grise des hémisphères. Quoique les lobes frontaux et préfrontaux renferment des centres d'innervation des muscles de la nuque et du tronc, et que le développement de cette partie du cerveau, chez les anthropoïdes et chez l'homme, soit peut-être en rapport avec la station verticale (Munk, Meynert), il est certain qu'il s'y trouve bien d'autres centres, encore inconnus, en rapport avec l'ensemble des processus de l'écorce cérébrale. »

ANATOMIE ET PHYSIOLOGIE

I. — Anatomie générale du cerveau.
II. — Localisations cérébrales.
III. — Centres de projection et centres d'association de Flechsig.
IV. — Fibres d'association de Ramon-y-Cajal.

V. — Physiologie générale du cerveau.
VI. — Vitesse de l'influx nerveux.
VII. — Théorie de l'amœboïsme de M. Mathias Duval.
VIII. — Conclusions.

ANATOMIE GÉNÉRALE DU CERVEAU

Il n'est pas besoin de rappeler ici la forme générale du cerveau humain : ses deux hémisphères droit et gauche, unis l'un à l'autre par une large commissure blanche, le corps calleux et ses dépendances ; pédoncules cérébraux, protubérance annulaire, bulbe, cervelet.

Rappelons cependant que chaque hémisphère est divisé en régions principales séparées par de vastes sillons, régions qu'on nomme les lobes cérébraux : c'est ainsi qu'existent les lobes frontal, pariétal, occipital, temporal, temporo-sphénoïdal, orbitaire, olfactif, quadrilatère, cuneus et de l'insula. En réalité, les seuls lobes importants pour le sujet qui nous occupe sont les lobes de la face externe : frontal, pariétal, temporal et occipital.

Le *lobe frontal* est limité, comme on sait, en avant, en haut et en bas par les bords supérieur, antérieur et inférieur de l'hémisphère, en arrière par la scissure de Rolando. Il est composé de quatre (1) circonvolutions nommées, l'une frontale ascendante, les trois autres numérativement.

(1) Les circonvolutions du lobe frontal sont quelquefois au nombre de cinq ; la circonvolution surajoutée se trouvant au milieu des circonvolutions longitudinales. Benedikt de Vienne, en 1879, avait constaté qu'on observait surtout cette quatrième circonvolution longitudinale chez le criminel, et il en faisait presque un signe de criminalité. Ch. Féré, Falot, Corre, pensent au contraire que c'est là une disposition fréquente et qui n'a aucun rapport direct avec les tendances de l'individu au crime.

Le *lobe pariétal*, situé en arrière du précédent, est limité en avant par la scissure de Rolando, en arrière par la scissure perpendiculaire externe, en bas par la scissure de Sylvius. Il est formé de deux circonvolutions pariétales supérieure et inférieure, séparées l'une de l'autre par le sillon interpariétal. La circonvolution pariétale inférieure est encore appelée lobule pariétal inférieur ou lobule du pli courbe, parce que c'est au pli courbe que cette circonvolution prend origine.

Le *lobe occipital* occupe la partie postérieure du cerveau, en arrière de la scissure perpendiculaire externe. Il possède trois circonvolutions.

Le *lobe temporal* est formé de trois circonvolutions allongées parallèlement à la scissure de Sylvius.

VOLUME DU CERVEAU

Depuis longtemps déjà, on a tenté d'établir une proportion entre le degré de l'intelligence et le poids du cerveau, et dans la croyance vulgaire, ainsi que dans le langage ordinaire, on mesure l'intelligence d'un homme à la hauteur de son front, au développement de la partie antérieure de son cerveau qui se loge dans cette partie du squelette. Et d'ailleurs, il n'y a pas à se moquer de cette idée : l'anatomie comparée prouve d'une manière péremptoire qu'au fur et à mesure qu'on s'élève dans l'échelle des êtres la partie antérieure du cerveau augmente de volume.

L'homme est, de tous les animaux, celui qui possède le cerveau le plus volumineux.

L'ovoïde cérébral mesure environ 17 centimètres de diamètre antéro-postérieur, 14 centimètres de diamètre transversal, 13 centimètres de diamètre vertical.

Il faut réduire, chez la femme, toutes ces dimensions d'un centimètre.

Quant au poids, il est chez l'homme de 1,157 grammes (d'après

Broca) et de 995 chez la femme (1). Il n'y a que l'éléphant, la baleine et le dauphin qui aient le cerveau aussi volumineux; mais il faut faire remarquer combien ce poids est minime relativement à la masse considérable de l'animal. Broca a pesé aussi les différentes parties constitutives du cerveau, et il a constaté que le lobe frontal l'emporte toujours, et de beaucoup, sur le lobe occipital, et que, par contre, il est un peu moindre que les deux autres lobes temporal et pariétal réunis; que le poids du cerveau diminue de l'âge adulte à l'âge sénile; cette déperdition est de 160 grammes chez l'homme et de 112 grammes chez la femme.

L'hémisphère gauche pèse généralement 2 grammes de plus que l'hémisphère droit.

(1). C'est du poids du cerveau seul qu'il est question ici. Le poids de l'encéphale serait pour la race blanche de 1,410 grammes chez l'homme, de 1,262 grammes chez la femme (d'après de Quatrefages). C'est entre 30 et 50 ans que le cerveau de l'homme a son maximum comme poids; il commence alors à décroître, cette diminution de volume, d'abord lente, souvent presque nulle, devient plus rapide à 70 ans, et surtout de 70 à 80.

Le cerveau de Cuvier pesait 1,829 grammes, poids attesté par le procès-verbal d'autopsie rédigé par le professeur Bérard, celui de Cromwell 2,231 grammes, et de Byron 2,238 grammes; mais ces nombres n'ont pas la certitude désirable.

Les observations de M. Hunt sur *240* métis de blanc et nègre conduisent à des conclusions intéressantes :

Chez les métis ayant 3/4 de sang blanc, le cerveau pèse en moyenne 1,390 grammes.

—	1/2.	1,334	—
—	1/4.	1,319	—
—	1/8.	1,308	—
—	1/16	1,280	—

On voit que le poids du cerveau diminue en même temps que le sang blanc. Cependant, le même auteur trouve, d'après la pesée de 141 cerveaux de nègres, un poids moyen de 1,331 grammes.

LOCALISATIONS GÉNÉRALES

Les temps sont changés depuis Flourens. Cet auteur, étudiant le cerveau des pigeons, concluait que toutes les parties du cerveau ont un même rôle et concourent toutes ensemble à la réalisation d'un acte.

Avec Broca s'est imposée la doctrine des localisations, qui différencie au contraire les diverses régions de l'écorce suivant leur fonction et qui montre que Flourens avait eu tort de généraliser à l'homme ce qu'il avait cru constater chez l'animal.

Depuis, les travaux de *Fritsch* et *Hitzig*, *Ferrier*, *Munck*, *Charcot* et *Pitres* sont venus et ont apporté une multitude de documents à cette étude. Ils ont montré que des régions de l'écorce, primitivement indifférentes peut-être, se spécialisent au cours du développement pour des fonctions distinctes, fonctions toujours les mêmes pour une région donnée.

Le problème des localisations comporte trois éléments :

1° La sensibilité générale.......	au tact, à la douleur, à la chaleur, le sens musculaire ;
2° La sensibilité spéciale.......	ouïe, odorat, goût, vue ;
3° La motricité.	

C'est la localisation des centres moteurs qui a été la plus facile à découvrir. Se basant sur l'expérimentation, et principalement sur les observations anatomo-cliniques, les auteurs ont montré que les centres moteurs étaient situés dans les circonvolutions circum-rolandiques. La dissociation des centres de mouvements a même pu être poussée assez loin. C'est ainsi que Garel (*Annuaire des maladies de l'oreille et du larynx*, 1886) a été amené, à la suite d'une monoplégie laryngée d'origine cérébrale suivie d'autopsie, à admettre dans l'écorce cérébrale un centre spécial qui tiendrait sous sa dépendance la mobilité du larynx.

Au point de vue qui nous intéresse plus spécialement, il nous faut dire qu'on a localisé la mémoire dans le pied de la troisième circonvolution frontale droite; du langage articulé dans le pied de la troisième circonvolution frontale gauche et de l'agraphie dans le pied de la deuxième frontale gauche (Exner). Mais, si le centre du langage articulé est démontré d'une manière certaine, il n'en est pas de même du centre de l'agraphie, contesté par un grand nombre de neuro-pathologistes, *Déjérine* en particulier.

Le centre de la mémoire est encore moins solidement établi. Il est d'ailleurs bien plus vraisemblable de penser qu'il n'y a pas un point spécial de notre écorce cérébrale destiné à nous remémorer les différents faits et gestes de notre individu, mais qu'au contraire, chaque centre cortical est capable de régénérer spontanément, sous l'influence d'une excitation extérieure, en apparence différente (association d'idées), l'acte, le mouvement, antérieurement exécutés.

La zone sensitive est exactement la même que la zone motrice; de telle sorte qu'il convient d'appeler celle-ci zone sensitivo-motrice et non zone motrice purement et simplement.

Les localisations *sensorielles* sont multiples, comme nous l'avons dit au début.

Le centre *olfactif* occupe la partie antérieure de la circonvolution de l'hippocampe, c'est-à-dire de cette circonvolution qui continue en arrière la circonvolution du corps calleux.

Le centre *visuel* est situé à la face inférieure et interne des deux lobes occipitaux sur les deux tiers de la scissure calcarine. Il s'y trouve adjoint le centre des images graphiques dont la destruction amène la cécité verbale et qui siège au niveau du pli courbe, c'est-à-dire exactement à cheval sur la terminaison de la scissure parallèle dans la circonvolution pariétale inférieure.

Le centre *gustatif* serait situé dans la grande circonvolution de l'hippocampe, immédiatement en arrière du centre olfactif.

Le centre *auditif* occupe la partie moyenne de la première temporale. Il possède aussi un centre d'association comme le centre visuel : c'est le centre de mémoire auditive pour le langage, dont la lésion produit la surdité verbale ; ces deux centres sont d'ailleurs voisins.

CENTRES DE PROJECTION ET CENTRES D'ASSOCIATION

DE FLECHSIG

Mais cette énumération qui précède ne peut donner qu'une idée approximative du mode de fonctionnement de l'écorce dans ses rapports avec les actes de la vie intellectuelle. C'est dans cette idée que Flechsig a pu faire la division suivante des régions cérébrales et de leurs aptitudes fonctionnelles.

Flechsig divise l'écorce cérébrale en deux zones distinctes : la zone des centres de projection ou sphères sensorielles et la zone des centres d'association.

La zone des *centres de projection* comprend :

1° La *sphère tactile*, située dans le lobule paracentral, les circonvolutions centrales, la partie voisine de la circonvolution du corps calleux et la partie postérieure des trois circonvolutions frontales. Dans toute cette région se terminent les fibres sensitives tactiles, se mettant directement en connexion avec les cellules d'origine des fibres motrices des muscles périphériques.

2° La *sphère auditive*, située dans la partie moyenne de la première circonvolution temporale et dans ses parties voisines ; là se trouvent le centre des impressions auditives, ainsi que les cellules d'origine des fibres descendantes allant aux masses grises du pont, et, par l'intermédiaire de celles-ci, à l'écorce cérébelleuse et aux noyaux d'origine des nerfs moteurs périphériques.

3° La *sphère visuelle*, située autour de la scissure calcarine ; cette région est le centre des impressions visuelles ainsi que le lieu d'origine des fibres motrices, dont le trajet est encore déterminé.

4° La *sphère olfactive*, répondant au trigone olfactif, à la substance perforée antérieure, au repli cunéiforme et à la partie voisine de la circonvolution de l'hippocampe. Cette région est le centre des impressions olfactives en même temps que le lieu d'origine des fibres centrifuges motrices complexes se rendant aux muscles périphériques.

Ces quatre régions constituent la zone sensitivo-motrice de l'écorce, correspondant à environ un tiers de la surface totale des hémisphères. Les deux autres tiers de cette surface sont dépourvus de fibres de projection ; ils sont reliés par des fibres d'association aux sphères sensorielles ; c'est la zone des centres d'association.

La zone des *centres d'association* comprend :

1° *Le grand centre d'association postérieur*, embrassant une grande partie du lobe occipital, du lobe pariétal et du lobe temporal.

2° *Le centre d'association moyen*, localisé dans l'insula.

3° *Le centre d'association antérieur*, situé dans la partie antérieure du lobe frontal.

Les centres de projection reliés directement à la périphérie président à la vie animale ; les centres d'association en connexion avec les sphères sensorielles président à la vie intellectuelle et morale. Les centres de projection tiennent sous leur dépendance tous les centres inférieurs ; par eux, l'homme ne cherche qu'à assouvir les excitations de ses sens ; les centres d'association tiennent sous leur dépendance les centres de projection ; par eux, l'homme combat ses sens par la raison. Dans un cerveau bien organisé, les centres d'association dominent les centres de projection ; lorsque cette action inhibitrice est affaiblie ou détruite, l'activité des centres de projection domine, la bête reprend le dessus.

Telle est la conception de Flechsig.

Cette conception est basée sur l'étude de cerveaux de nouveau-nés ou d'enfants dont le plus âgé avait cinq mois, ce qui n'est guère comparable aux cerveaux d'adultes, complètement différenciés. Ces notions, introduites par Flechsig, sont contestées d'autre part ; *Déjérine* les considère comme en contradiction absolue avec tout ce que nous enseignent l'anatomie normale et l'étude des dégénérescences secondaires.

Déjérine, en effet, dans la séance de la société de biologie du 24 février 1897, a montré que la partie antérieure du lobe frontal contient des fibres de projection la reliant à la couche optique. Dans trois cas de lésions corticales étendues des régions moyennes et antérieures du lobe frontal, il a pu constater, par la méthode des coupes microscopiques sériées, l'existence d'une dégénérescence très nette du segment antérieur de la capsule interne avec atrophie consécutive du noyau interne du thalamus.

Pour le lobe pariétal et le pli courbe, l'existence de fibres de projection nombreuses est également facile à établir. On sait en effet que, lorsque ces régions sont altérées, on observe une dégénérescence du pulvinar et de la partie postérieure du noyau externe du thalamus. Le cas rapporté par Déjérine est tout à fait démonstratif dans cet ordre d'idées, et cela sans qu'on puisse invoquer la dégénérescence d'aucune fibre de voisinage.

En un mot, l'anatomie normale, appuyée sur l'étude des dégénérescences secondaires, démontre que toute la corticalité cérébrale contient des fibres de projection, y compris probablement l'insula. La division schématique de Flechsig ne saurait donc être admise sans conteste, et, ainsi que le dit Déjérine, une grande partie de l'écorce cérébrale peut être dépourvue de fibres de projection chez l'enfant en bas âge, mais il n'en est pas forcément de même chez l'adulte ; car, se baser sur ce que certaines fibres ne sont pas encore développées à une certaine période de la vie pour dire qu'elles n'existent pas plus tard, c'est là une proposition inadmissible. C'est comme si l'on disait que la moelle épinière du nouveau-né est aussi développée qu'une moelle d'adulte.

FIBRES D'ASSOCIATION DE RAMON Y CAJAL

Si l'individualisation de semblables centres est problématique, les *fibres d'association* ne le sont pas, et il est évident, depuis les recherches de *Ramon y Cajal*, *Golgi*, etc., qu'il existe dans le cerveau des neurones d'association disséminés dans la corticalité, neurones qui restent dans la corticalité dans toute leur étendue, cellule, dendrites et cylindre axe.

Les *fibres d'association* sont groupées en systèmes que nous énumérerons pour mémoire : 1° fibres arquées ; 2° cingulum ; 3° faisceau longitudinal supérieur ; 4° faisceau longitudinal inférieur ; 5° faisceau unciforme ; 6° faisceau occipito-frontal.

On peut ranger dans la même catégorie, les fibres commissurales ou inter-hémisphériques. Elles associent, comme on sait, les régions homologues des deux hémisphères, et elles nous permettent de comprendre comment ces régions homologues peuvent se suppléer mutuellement dans les cas de lésions localisées à un seul hémisphère. Ces fibres commissurales sont rangées en trois formations distinctes : 1° le corps calleux, lame large et épaisse dont les fibres naissent de toutes les régions de l'écorce, à part la partie antéro-inférieure du lobe temporal ; 2° la commissure blanche antérieure qui unit les deux bulbes olfactifs et les lobes temporaux ; 3° les fibres de la lyre, qui mettent en relation les deux régions de la corne d'Ammon.

PHYSIOLOGIE GÉNÉRALE DU CERVEAU

Non seulement, ainsi que le disait *Maudsley* (*Physiologie de l'esprit*), l'hypothèse d'un agent immatériel, intervenant à un moment donné comme un *deus ex machina* pour produire la pensée, est inconciliable avec ce que nous savons des phénomènes habituels qui se passent dans notre organisme, mais il y a une foule de faits qui montrent que l'activité cérébrale a pour substratum des modifications fonctionnelles qui se révèlent à nous de la même manière que les autres phénomènes vitaux.

Le travail cérébral est, en effet, un travail d'origine chimique, ainsi que l'avait pressenti *Lavoisier*. La constitution schématique du cerveau au point de vue chimique est la suivante :

Eau	750
Albumine	125
Cholestérine	40
Protagon	80
Phosphates	4
Autres sels	1

Le protagon est formé de lécithine (substance grasse phosphorée) et de cérébrine. Or, la cérébrine est aussi une substance phosphorée ; c'est du phospho-distéaro-glycérate de névrine. Il importe de remarquer cette constitution phosphorée, car le travail cérébral augmente dans des proportions très notables la quantité des phosphates dans les urines. Les attaques d'épilepsie produisent aussi l'élimination exagérée des phosphates dans les urines ; l'urée augmente aussi d'une manière appréciable après un travail cérébral prolongé.

Voilà donc les actes chimiques en tous points semblables à ceux qui se passent dans le reste de l'organisme. Mais ce n'est pas tout : *Schiff*, expérimentant sur le cerveau des pigeons, a pu montrer qu'il s'y passait des phénomènes thermiques ; et il n'y a aucune corrélation entre la température du cerveau et celle du crâne.

Le travail cérébral est d'ailleurs influencé par une multitude d'agents physiques ou chimiques. L'effet de la température est bien manifeste; c'est ainsi que chez l'homme une température de 41° s'accompagne presque toujours du délire. Les grenouilles au-dessus de 35°, les écrevisses au-dessus de 25°, sont anesthésiées. Les vertébrés à sang froid et les invertébrés sont encore actifs quand la température est voisine de 0°. L'élévation de température accroît leur activité psychique, le froid la diminue. Ainsi s'explique la torpeur qui s'empare des animaux hibernants aux premiers frimas.

L'état chimique du sang, sa teneur en oxygène ou acide carbonique, influent aussi sur l'activité cérébrale. Dans l'asphyxie, les fonctions psychiques sont paralysées les premières ; au contraire, il faut pour que se manifeste l'activité cérébrale d'une manière convenable, que l'oxygène soit dans le sang à une forte tension. Lorsque la tension y diminue, comme dans le mal de montagne, il se produit une foule d'hallucinations et du délire. Enfin, rappelons l'effet des poisons psychiques : le début de leur action est le délire alcoolique, chloroformique, etc..., le maximum de leur action est le coma. Et l'on peut ainsi par cette gradation avec les différents poisons, dissocier approximativement les différentes cellules nerveuses; les cellules psychiques sont les plus sensibles.

VITESSE DE L'INFLUX NERVEUX

La durée du travail cérébral est variable. Il y a une véritable équation personnelle, ainsi que nous le verrons tout à l'heure. Les excitations nerveuses mettent un certain temps pour parcourir les troncs nerveux qui leur servent de conducteurs, c'est ce qu'on a désigné sous le nom de *vitesse de l'influx nerveux*. La vitesse de cet influx est moins grande au niveau de la substance grise de l'écorce qu'au niveau des tubes nerveux des nerfs, comme s'il y avait au niveau des cellules de l'écorce une sorte d'élaboration, de concentration, de méditation de l'acte, ce qui cadre fort bien avec l'idée de centre qu'on attribue au système nerveux. « Lorsque la rétine est excitée, la perception n'est pas immédiate ; elle retarde d'un temps infiniment court. Ce retard est dû à ce que sans doute il faut un certain temps pour que se fasse la transformation du mouvement lumineux en mouvement nerveux ; puis ce dernier mouvement met un intervalle de temps, intervalle infiniment petit, pour se propager jusqu'aux centres cérébraux le long du nerf optique ; enfin les centres de perception ne s'ébranlent pas immédiatement. D'après les recherches de *Plateau*, *Lissajous*, *Helmholtz*, l'ensemble de ces retards serait de 1/50 à 1/30 de seconde. De même, lorsque l'excitation a cessé, la cessation de la perception ne se produit pas aussitôt et retarde d'un temps égal. » (Mathias Duval, *Thèse d'agrégation*, 1873, p. 132. Paris, G. Baillière.)

La vitesse est différente suivant le genre d'excitation ; c'est ainsi que la réponse à une excitation tactile ou acoustique met 0" 15 à s'effectuer ; la réponse à une excitation optique met 0" 18 ; la durée d'élaboration d'un jugement est de 0" 10 (Ch. Richet). Notons encore qu'il faut une excitation plus forte pour provoquer une réponse cérébrale que pour un réflexe simple.

Il faut aussi tenir grand compte, comme le fait remarquer *Herzen* (*le Cerveau et l'activité cérébrale*, p. 71) de l'équation personnelle, et il cite l'exemple de *Maskelyn*, directeur de l'observatoire de Greenwich, qui s'aperçut que son aide chargé de marquer le passage des étoiles au méridien de la lunette commettait régulièrement un retard de 0,5 à 0,8 de seconde. *Bessel*, observant le même fait, constata qu'il s'agissait d'un phénomène constant et en rapport avec l'aptitude spéciale de l'individu.

THÉORIE DE L'AMŒBOÏSME DE MATHIAS DUVAL

Mais cette comparaison de l'activité cérébrale avec celle des autres systèmes (leucocytes, éléments musculaires, etc.) peut se poursuivre plus loin encore. On sait, d'après la structure histologique du cerveau, que chaque cellule nerveuse constitue un véritable système entièrement indépendant du voisin, un neurone, comme on l'appelle. Il n'y a pas, en effet, continuité entre les différents neurones, mais simple contiguïté. Or, ce rapport de contiguïté comporte des variations en plus ou en moins ; aussi « est-on amené à se demander si précisément ces ramifications de substance protoplasmique, disposées dans le voisinage les unes des autres, ne seraient pas susceptibles de se rapprocher ou de s'écarter plus ou moins par le fait de la contractilité de son protoplasma ; telle est essentiellement l'hypothèse de l'amœboïsme nerveux. » (Mathias Duval, *Revue rose*, 12 mars 1898.)

C'est en se basant sur cette hypothèse de l'amœboïsme nerveux que M. le professeur *Mathias Duval*, abandonnant la théorie du sommeil de Durham basée sur l'anémie cérébrale, créa sa théorie du sommeil par rétraction des fibres nerveuses. Nous ne rapporterons pas ici toutes les raisons hypothétiques, pourtant sérieuses, que cet auteur donne à l'appui de sa théorie sur l'amœboïsme nerveux ; nous rappellerons seulement celles qui reposent sur des constatations tangibles.

N'a-t-on pas constaté des mouvements amœboïdes dans des éléments très proches parents des cellules nerveuses : cellules visuelles de la rétine, cellules pigmentaires de cette membrane ?

Pergens n'a-t-il pas montré que sur des poissons maintenus 48 heures à l'obscurité complète, les cellules pigmentaires de la rétine sont rétractées ? Mêmes constatations ont été faites sur les cellules olfactives : « On peut, dit *Ranvier*, examiner à l'état vivant les cils olfactifs et être témoin de leurs mouvements.

Il faut pour cela, après avoir détaché la muqueuse qui recouvre l'éminence olfactive de la grenouille, la placer sur une lame de verre dans une goutte d'humeur aqueuse et la replier de façon qu'elle montre sa surface libre sur le bord du pli ; on peut alors la recouvrir d'une lamelle et l'examiner à un fort grossissement. Les cils olfactifs diffèrent des cils vibratils ordinaires ; se meuvent très lentement, tantôt dans un sens, tantôt dans un autre. Le rôle des cils olfactifs paraît donc être non pas d'imprimer un mouvement dans une direction déterminée, au fluide qui recouvre la muqueuse, mais simplement de le brasser pour ramener les particules odorantes au contact des éléments qu'elles doivent impressionner. »

Demoor a montré cette rétractilité des cellules pyramidales chez les animaux morphinés. Il a obtenu les mêmes modifications avec le chloral et le chloroforme, mais il n'a pu cependant déterminer par le chloral un état assez profond pour atteindre les arborisations dans presque toute leur étendue ; c'est seulement au niveau de fines ramifications que l'état perlé, caractéristique, s'est montré.

*M*lle *Stefanowska*, travaillant au laboratoire de l'Institut Solvay à Bruxelles où travaillait aussi M. Demoor, a complété les recherches de ce dernier auteur et est arrivée aux mêmes conclusions.

Ainsi donc rien ne s'oppose à cette conception du fonctionnement cérébral basé sur l'amœboïsme du système nerveux.

Mais comment la mémoire peut-elle être interprétée en ce sens ? Est-ce aussi un être mystérieux, comme celui qui personnifie la pensée chez les idéalistes ? L'histologie n'a pas encore révélé la trace des actes cérébraux dans les cellules. Mais il y a dans l'organisme des faits de mémoire cellulaire qu'on peut mettre en regard, d'une manière complète, des faits de mémoire ordinaire.

Ainsi, pour ne citer que celui-ci, le curieux exemple signalé par M. *Henri Hélier* (*Pouvoir réducteur des tissus*, Acad. des sciences, 30 janv. 1899), à l'Académie des sciences et montrant que chez l'animal qui mange habituellement à huit heures du matin, la cellule hépatique commence à fonctionner vers dix heures, que l'animal ait mangé ou non.

Toutefois, « les expériences de *Nissl*, de *Lugaro*, etc., semblent démontrer qu'il y a des espèces cellulaires distinctes, réagissant d'une manière différente aux mêmes excitants, et que ces individus, de nature hétérogène, sont localisés dans des territoires différents du nevraxe, mais en des points toujours identiques pour les animaux construits d'après un même type. Nissl enseigne donc que, dans toute la série des vertébrés, la plupart des centres nerveux sont de structure ou de composition hétérogène, c'est-à-dire qu'ils sont formés de cellules nerveuses d'espèces différentes. Cette disposition est d'autant plus nette que le centre nerveux est plus complexe : elle est au plus haut point frappante dans l'écorce du cerveau antérieur... S'il existe des éléments spécifiques, une structure, une histologie spéciale, pour chaque centre cortical de sensibilité générale et spéciale, pour chaque sphère sensorielle, pour chaque aire de projection, sinon d'association, il y a de nécessité, avec une histophysiologie et une histopathologie de l'écorce, une histopsychologie. » (*Dict. phys.*, p. 849, J. Soury.)

Conclusions. — En résumé, il ressort de tout ce chapitre que :

1° La théorie des localisations est un fait démontré ; qu'on donne à ces localisations le nom de centres sensitivo-moteurs ou centres de projection, il n'en est pas moins établi définitivement qu'il existe des centres spéciaux pour des sensations spéciales ; du reste, pour quiconque réfléchit, il serait bien extraordinaire qu'il en fût autrement. En outre, il paraît naturel de penser que, ces centres ayant une sensibilité spéciale, les cellules qui les composent ont une histologie spéciale (Nissl, Lugaro, etc.).

2° De ces centres sensitivo-moteurs partent des fibres d'association groupées en systèmes, associant les régions homologues des deux hémisphères et les différents centres entre eux.

3° La constitution chimique du cerveau est extrêmement compliquée, et, à la suite d'un travail psychique prolongé, on trouve dans les urines des déchets provenant de la désintégration cellulaire, ce qui semble prouver qu'il y a relation entre l'élaboration psychique et le phénomène physico-chimique qui s'opère dans les cellules.

4° Le travail cérébral est influencé par une multitude d'agents physiques et chimiques qui agissent sur la sensation, ce qui tend à prouver que la pensée a comme premier élément la sensation.

5° Le temps d'élaboration psychique est relativement long (ce qu'on a appelé retard, inhibition) par rapport au temps de transmission de l'influx nerveux.

PSYCHOLOGIE COMPARÉE

I. — Invertébrés.
II. — Vertébrés inférieurs.
III. — Mammifères.
IV. — Quadrumanes.
V. — Sensation et intelligence.
VI. — Abeilles, fourmis, oiseaux, etc.
VII. — Intelligence et conscience du chien.
VIII. — L'éléphant.
IX. — Les singes anthropomorphes.

PSYCHOLOGIE COMPARÉE

I. — On connaît la division zoologique ordinaire. En remontant au sous-règne des *mollusques*, on trouve tout d'abord des êtres chez qui les organes de la vie végétative atteignent un développement disproportionné et dont le système nerveux est fort rudimentaire. Les *tuniciers*, par exemple, sont des organismes privés de tête et qui mènent une existence sédentaire, et on n'a vraiment trouvé chez eux aucun organe sensoriel bien défini. Mais d'autres mollusques, tels que les *gastéropodes* et les *céphalopodes*, possèdent des facultés locomotrices étendues et érigent une tête avec un cerveau plus ou moins développé; le professeur *Owen* déclare qu'ils sont tous doués « des moyens nécessaires pour atteindre et dompter une proie ou dévorer des matières organiques mortes ou vivantes ». On s'accorde même, aujourd'hui, à reconnaître aux *colimaçons*, appartenant à la classe des *gastéropodes*, un sens rudimentaire de l'odorat.

Chez d'autres animaux inférieurs, tels que les *vers*, le système nerveux varie aussi dans ses moindres détails, suivant les individus. Les *némertiens*, sorte de vers marins, possèdent un système nerveux fort simple; on ne sait rien en ce qui concerne leurs impressions tactiles et gustatives; leur corps mou, couvert de cils et dépourvu de tout appendice extérieur, porte des taches de pigment que l'on suppose agir comme des ocelles rudimentaires. Par contre, le *ver de terre*, dont la structure viscérale est plus complexe, donne des preuves d'une connexion nerveuse entre ses organes intimes et certains des principaux centres nerveux.

Dans le sous-règne suivant, celui des *Arthropodes*, qui comprend les *Myriapodes*, les *Crustacés*, les *Arachnides* et les *Insectes*, le système nerveux est considérablement plus développé, surtout celui des araignées et des insectes. Chez ces derniers particulièrement, les organes des sens sont très actifs; ceux du goût et du toucher se sont perfectionnés, ainsi que ceux de la vision. Certains arthropodes supérieurs sont même capables de discerner les odeurs de certaines substances et possèdent, grâce à cette capacité, la faculté de rechercher leur nourriture ; le sens de l'ouïe paraît bien leur faire défaut, mais on ne peut rien affirmer de précis à cet égard.

Le système nerveux des insectes subit des changements avec les différentes classes de ces animaux. Il y a par exemple augmentation de volume des ganglions cérébraux et des ganglions appartenant à la chaîne ventrale; le maximum de développement se rencontre chez les *papillons* et les *abeilles :* les organes visuels de ces êtres sont merveilleusement développés et la faculté de voler étonnante; leur cerveau se distingue surtout par un grand accroissement des parties en relation avec les organes visuels. (On trouve un renflement ganglionnaire au point où le nerf optique rejoint le cerveau.)

En résumant l'étude du système nerveux des invertébrés, on arrive à quelques conclusions :

Parmi les organes des sens, deux surtout apparaissent plus développés : ce sont ceux du toucher et de la vision, et ceux de ce dernier sens l'emporte sans conteste. Le sens du goût et celui de l'odorat semblent être moins actifs ; il est difficile, chez la grande majorité des invertébrés, de distinguer des organes distincts, réservés à l'une ou l'autre sorte d'impressions ; mais on est porté à croire que chez quelques insectes, le sens de l'odorat est très vif, tandis que celui de l'ouïe reste excessivement peu développé.

II. — Si l'on passe à l'examen du système nerveux des *poissons* (classe des vertébrés), on arrive à cette conclusion que c'est le système nerveux des insectes qui s'en rapproche le plus, parce que, comme lui, il comprend une chaîne ganglionnaire simple ou double, traversant le corps et pouvant être comparée à la moelle épinière. Mais les lobes cérébraux et le cervelet sont une partie de l'encéphale des poissons, et c'est à ce point de vue que la différence entre les deux systèmes nerveux s'établit nettement, à condition toutefois qu'on ne vienne pas prétendre qu'il existe chez les insectes supérieurs des parties correspondant aux lobes et au cervelet.

Comme chez les insectes, le système nerveux varie chez les poissons avec les individus. Le cervelet spécialement n'a pas chez tous la même grosseur ou le même aspect. C'est celui du requin qui atteint le plus haut degré de développement. Les lobes cérébraux, réduits au minimum chez la lamproie, atteignent leur maximum chez la raie ou le requin.

En ce qui concerne les organes des sens, ceux de la vue sont en général gros et très perfectionnés (chez les poissons inférieurs seuls, les yeux sont à l'état rudimentaire) ; ceux de l'ouïe ont une structure extrêmement simple et servent en même temps, à ce que l'on croit, au sens de l'espace.

Chez les *reptiles*, le système nerveux subit encore un accroissement appréciable : la moelle occupe toute la longueur du canal vertébral ; la moelle allongée fait suite directement à la moelle et s'élargit à sa partie supérieure, qui est surmontée par le cervelet ; les lobes cérébraux sont, comme par exemple ceux du lézard, beaucoup plus gros que ceux des poissons par rapport aux autres parties du cerveau, et chaque lobe contient une cavité ou ventricule qu'on trouve bien chez quelques poissons supérieurs, mais plus petite.

On trouve en outre des différences notables en faveur des reptiles, si l'on considère en détail l'anatomie de leur cerveau.

Chez les *oiseaux*, le cerveau est encore plus développé ; ses différentes parties sont plus importantes, plus complètes :

le cervelet est beaucoup plus gros que chez les poissons (le requin excepté) ; les lobes optiques sont constitués à lamelles entrelacées ; les lobes cérébraux sont gros, mais encore dépourvus de circonvolutions. (Chez quelques oiseaux, on a toutefois trouvé trace d'une dépression correspondant à une fissure marquée, *scissure sylvienne*, qui devient reconnaissable dans le cerveau des mammifères supérieurs.) Un des traits marquant la supériorité du cerveau des oiseaux, c'est le notable accroissement du poids de tout l'organe, comparé à celui de la moelle et à celui du corps total.

III. — Avec les *mammifères*, nous poursuivons l'évolution graduelle du cerveau. Des différences notables quant à la conformation extérieure et intérieure de cet organe, existent entre eux et les oiseaux.

1° *Principales différences extérieures :* Le volume des lobes ou hémisphères cérébraux est bien plus grand, et ces hémisphères sont marqués, selon un ordre croissant, de petites scissures ou sillons qui limitent certains replis de la surface du cerveau appelés circonvolutions ; le cervelet est plus développé, avec un accroissement de volume de ses lobes latéraux.

2° *Principales différences internes :* Les deux lobes optiques sont plus ou moins affectés d'un sillon transversal qui les partage en quatre renflements correspondant aux tubercules quadrijumeaux de l'homme et des animaux supérieurs ; le corps calleux, commissure qui réunit l'un à l'autre les lobes cérébraux, fait son apparition, ainsi qu'une double commissure appelée voûte à trois piliers et limitant les ventricules latéraux, etc.

Il ne faut pas s'attendre à une évolution régulière dans le développement du cerveau des mammifères ; chez les types supérieurs d'ordre inférieur, on le trouvera quelquefois plus complet que chez les types inférieurs d'ordre élevé.

Il importe de remarquer que la couche de substance grise qui revêt les hémisphères cérébraux, si mince chez les poissons, que la surface des lobes paraît presque blanche à l'œil nu, augmente en épaisseur d'une façon régulière ; à mesure qu'on s'élève chez les mammifères vers les formes supérieures, on constate que cette épaisseur continue à s'accroître.

IV. — Le cerveau des *quadrumanes* a certains caractères qui le différencient d'une façon bien nette de celui des *quadrupèdes* : des organes primitivement existants font défaut, tels le prolongement des ventricules latéraux dans les lobes olfactifs, les processus piriformes (ou lobes de l'hippocampe) distincts sur la surface inférieure des lobes temporaux, les corps trapézoïdes du bulbe dont il n'existe plus que quelques traces chez le singe hurleur. En revanche, des parties nouvelles apparaissent, qui manquent chez les animaux inférieurs, par exemple : certaines scissures cérébrales primaires, secondaires et tertiaires, un plan de dépressions qui concorde sous tous les rapports essentiels, quoique moins développé, avec celui du cerveau humain, un lobe central correspondant à l'insula de Reil chez l'homme, etc.

Il faut remarquer que chez les quadrumanes, on trouve des formes transitionnelles notables, si on va des *lémuriens* dont le cerveau se rapproche de celui des rongeurs, au *chimpanzé*, au *gorille* et à l'*orang-outang*, autrement dit aux grands *singes anthropomorphes*, en passant par les singes ordinaires : chez les plus petits *lémuriens*, les hémisphères sont tout à fait lisses ou montrent à peine des traces d'une seule scissure primaire, la sylvienne; le *singe hurleur* a un cerveau également peu développé, mais les *capucins*, les *babouins*, les *gibbons* (considérés généralement comme les moins élevés des anthropomorphes) en possèdent un aux scissures et circonvolutions plus nombreuses, aux hémisphères cérébraux plus gros.

Parmi les trois grands singes anthropomorphes, quelques anatomistes accordent à l'orang la première place, d'autres au gorille. Nous ne pouvons entreprendre de résumer ici les travaux remarquables de *Marshall*, de *Rolleston*, de *Broca*, de *Flower*, exécutés d'après les cerveaux de ces trois grands singes. Qu'il nous suffise de dire que des différences notables, apparentes, existent entre les cerveaux de ces grands singes quant à la conformation extérieure, mais qu'il n'y en a pas de grandes, quant à la topographie interne. En somme, des travaux physiologiques accomplis, il semble résulter que les circonvolutions du cerveau du gorille sont un peu plus subdivisées et complexes que celles du chimpanzé et qu'en ce qui concerne l'asymétrie de beaucoup de circonvolutions correspondantes des deux hémisphères cérébraux, c'est le cerveau de l'orang qui se rapproche le plus de celui de l'homme.

V. — Il nous reste à examiner maintenant comment les êtres agissent, en puissance de leurs facultés sensorielles, dans les conditions où la nature les a placés et dans les nouvelles conditions où on peut les placer.

Auparavant, faisons l'observation préliminaire suivante : plus les organes des sens seront développés dans la série des êtres, plus la sensibilité sera grande et, plus cette sensibilité sera grande, plus l'intelligence sera élevée. Les animaux inférieurs sentent peu ou mal, leur intelligence est aussi obtuse que leur sensibilité ; au contraire, à mesure que l'on considère des animaux dont la sensibilité est plus délicate, on voit l'intelligence devenir de plus en plus grande, en sorte que l'homme le plus sensible de tous est aussi le plus intelligent. « La disposition anatomique des centres nerveux confirme cette loi : c'est chez l'homme que les cordons postérieurs de la moelle épinière sont le plus volumineux comparativement aux cordons antérieurs. Or, les cordons antérieurs transmettent les excitations motrices aux nerfs, tandis que les cordons postérieurs et les lobes postérieurs du cerveau servent à la conduction des excitations sensitives. L'anatomie a montré que les lobes postérieurs du cerveau sont, relativement à ce qui existe chez les animaux, plus développés chez l'homme que les lobes antérieurs. Or, c'est dans les lobes postérieurs que semble se faire la perception des excitations sensitives. Ce rapport étroit entre l'intelligence et la sensibilité n'a rien d'ailleurs qui doive nous surprendre. En effet, quelle que soit l'influence du développement spontané de l'intelligence même, selon la constitution propre du cerveau qui est son organe, il n'en est pas moins vrai que toutes nos connaissances viennent de nos sensations et du travail cérébral qui en résulte. L'intelligence est en quelque sorte le produit de ces deux facteurs... » (Ch. Richet, *l'Homme et l'intelligence*, p. 109).

VI. — On ne peut nier le caractère nettement routinier des opérations des insectes supérieurs ; celles-ci s'exécutent sous la direction d'une ou de deux facultés sensorielles, tout au plus. Le pouvoir d'adapter leurs actions à des conditions nouvelles est très limité ou même fait absolument défaut.

Sir *John Lubbock* s'est livré à de nombreuses expériences pour montrer, par exemple, la régularité machinale et immuable de l'intelligence des abeilles. Elles sont incapables de remplacer l'usage d'un sens par celui d'un autre.

« Les abeilles et les guêpes, écrit Sir John Lubbock, trouvent leur route par un sens de direction, plutôt que par celui de la vue, bien que la guêpe n'ignore pas, aussi complètement que l'abeille paraît le faire, cette dernière source de savoir. ».

La fourmi, au contraire, semble se guider entièrement par l'odorat ; et, quand ce sens est en défaut, elle erre au hasard, ne faisant que peu ou point d'usage du sens de la vue.

Le même observateur a trouvé encore que ni les abeilles, ni les guêpes, ni les fourmis ne prêtaient attention aux bruits les plus variés faits autour d'elles ; ses multiples expériences ont bien montré les actes instinctifs compliqués et merveilleux des insectes, mais n'en ont dévoilé aucun impliquant la raison.

Le cerveau et le système nerveux étant en général beaucoup plus développés chez les oiseaux que chez les insectes, les facultés sensorielles des premiers, à l'exception du seul sens de l'odorat, sont certainement plus développées que celles des seconds. L'étendue de la vision, la finesse de l'ouïe et le sens de direction des oiseaux augmentent le champ de leurs relations avec le monde extérieur. Chez eux, on trouve un plus grand choix d'actions que chez les insectes, ainsi que des germes de raison, d'émotion, d'imagination.

Les naturalistes anglais, qui nous donnent de nombreux détails sur les actes des oiseaux excités par la faim, par l'affection maternelle, etc., nous font entrevoir toute une série d'actes raisonnés, accomplis avec une surprenante rapidité. Mais chez ces animaux, comme du reste chez les poissons et les reptiles, un grand nombre d'impressions viscérales peuvent, il est vrai, être plus conscientes que celles que nous ressentons. Comme l'a dit le professeur *Owen* à propos des poissons : « L'appétit pour la nourriture paraît être leur désir prédominant et sa satisfaction leur occupation principale. » Sous l'influence de la faim, il est donc certain que l'activité sensorielle des êtres dont nous nous occupons doit éminemment se développer et commander des mouvements musculaires appropriés ; le vautour, le requin, peuvent alors percevoir des sons, des odeurs qui ne les impressionneraient pas s'ils étaient repus; de même, sous l'influence des désirs sexuels, l'activité sensorielle doit être surexcitée.

VII. — Les capacités mentales des animaux supérieurs sont connues. Les exemples de sagacité abondent chez le chien en particulier, et, de plus, cet animal fait montre de sentiments rudimentaires de justice et d'injustice ; on peut aisément constater qu'il possède un raisonnement, une conscience du bien et du mal ; dans cet ordre d'idées, M. *Milne-Edwards* cite ce fait très curieux entre plusieurs autres :

Un chien de garde, chaque nuit, parvenait à dégager son cou du collier qui le tenait à l'attache, et alors courait égorger des moutons dans la campagne voisine, puis il allait à la rivière *laver sa gueule ensanglantée* (conscience) et revenait avant le jour au logis *remettre son cou dans le collier* qu'il avait quitté furtivement et se coucher sur sa litière de façon à ne donner aucun éveil sur ses méfaits.

Le chien est également apte à comprendre le langage, c'est-à-dire qu'il est susceptible d'agir d'après de simples instructions verbales ; il peut arriver à saisir la signification de mots articulés, même en dehors de l'intonation, de la mimique (V. *Dictionnaire de physiol.* de Ch. Richet, p. 820). Si, mieux que tout autre animal supérieur, il est capable de comprendre les intonations, les gestes et le langage de l'homme, mieux que tout autre aussi, il est à même d'exprimer à ce dernier ses idées simples, en faisant usage d'intonations et de gestes conventionnels (V. Romanes, *l'Évolution mentale chez l'homme, origine des facultés humaines,* p. 128).

La finesse du renard est proverbiale et son intelligence uniquement native, puisqu'elle n'est pas éveillée et encouragée par l'homme. On peut lire dans le journal *Nature* du 27 mars 1873, à la page 410, le fait suivant suffisamment caractéristique :

Un fermier regardant par sa fenêtre un matin d'été, vers trois heures, vit un renard traversant un champ devant lui, emportant un gros canard qu'il avait capturé. En arrivant à un mur de pierre d'environ 4 pieds de haut, le renard fit un effort pour le franchir en emportant sa proie ; mais il ne put y réussir et retomba dans le champ. Après trois tentatives sans résultat, il s'assit et considéra le mur pendant quelques minutes ; ayant apparemment pris son parti, il saisit le canard par la tête, et se dressant contre le mur avec ses pattes de devant aussi haut qu'il pouvait atteindre, il enfonça le bec du canard dans une crevasse du mur ; sautant alors sur le sommet, il se pencha et, saisissant sa proie, il la souleva et la rejeta de l'autre côté. Il n'eut plus alors qu'à sauter après son canard, et l'ayant ramassé il continua son chemin.

Intéressés par les gros cerveaux, riches en circonvolutions, du marsouin et du dauphin, des naturalistes ont essayé d'assembler quelques faits les concernant ; mais le milieu dans lequel ils vivent les soustrait à tout examen minutieux et prolongé ; toutefois on a pu observer que la curiosité qui manque aux oiseaux, existe à un degré très marqué chez les marsouins, ce qui n'est pas sans importance, si l'on s'accorde à considérer la curiosité comme un signe d'intelligence d'un ordre relativement élevé.

VIII. — L'éléphant est unanimement regardé comme le plus sagace des quadrupèdes, après le chien. Au nombre de ses facultés sensorielles, il possède un sens tactile très fin et doué de discernement ; des observations nombreuses attestent en outre son jugement et sa mémoire. *Swainson* raconte à son sujet l'histoire qui suit, attestée par les signatures de plusieurs témoins :

Un éléphant, qui avait été domestiqué depuis quelques années, s'échappa durant une nuit d'orage, et retourna à ses jungles natales. Environ quatre ans après, une grande bande ayant été capturée dans la Keddah, le gardien de l'éléphant perdu était, ainsi que d'autres natifs, monté sur la barricade de charpente qui formait l'enceinte. Il s'imagina reconnaître son ancien élève au milieu des autres éléphants ; et, bien que ses camarades se moquassent de lui, il l'appela par le nom qu'il portait autrefois. A l'étonnement de tous les assistants, l'animal se dirigea vers lui. L'homme, ravi de l'événement, sauta de dessus la barrière, et, ordonnant à l'éléphant de se coucher, il monta à cheval sur son cou comme au temps jadis, et l'emmena triomphalement à l'admiration et à la surprise de tous les assistants.

Mais cette intelligence remarquable est encore au-dessous de celle des quadrumanes. En effet, chez ceux-ci on rencontre des facultés variées d'apprécier les conditions environnantes et d'y conformer en quelque sorte leurs actions.

Au sujet des caïs ou capucins pleureurs, *Reugger*, cité par *P.-M. Duncan* (*Cassell's Nat. History*, p. 184), rapporte les faits suivants :

La première fois qu'il donna des œufs à ces animaux, ils les brisèrent violemment et perdirent ainsi une grande partie de leur contenu ; mais ensuite, ils frappèrent doucement un bout de l'œuf contre quelque corps dur et enlevèrent avec leurs doigts les fragments de coquille. Il leur donnait souvent des morceaux de sucre renfermés dans du papier et s'amusa quelquefois à mettre dans le papier, au lieu de sucre, une guêpe vivante ; la première fois, ils s'étaient laissé attraper, mais après, ils ne manquèrent plus de porter le paquet à leur oreille pour tâcher d'y découvrir quelque mouvement. Après s'être coupés une fois avec un outil tranchant, ils ne voulaient plus le toucher ou le maniaient avec le plus grand soin.

Le même écrivain énumère encore de nombreux faits attestant l'intelligence de nombreux quadrumanes inférieurs.

IX. — Lorsque nous arrivons aux singes anthropomorphes, au chimpanzé, au gorille et à l'orang-outang, nous nous trouvons en présence des êtres qui s'approchent le plus près de l'homme par la conformation de leur cerveau. N'oublions pas que, si par sa forme générale, par la disposition de ses scissures et l'arrangement de ses circonvolutions, ce cerveau est analogue à celui de l'homme, il en diffère nettement par son volume et par son poids réel. (Le cerveau le plus lourd que l'on ait examiné, provenant d'un de ces singes, pesait à peine la moitié du poids du plus petit cerveau humain normal, et il importe de remarquer que le poids total du corps du gorille peut atteindre près du double de celui d'un homme ordinaire.)

Le développement d'intelligence, déjà si évident chez les quadrumanes inférieurs, est reconnaissable à un degré encore plus frappant chez ces singes anthropomorphes.

Un témoignage de *Leuret* montre le haut degré d'intelligence de l'orang en particulier :

Un des orangs, qui mourut récemment à la ménagerie du Muséum, écrit ce naturaliste, avait coutume, quand l'heure du dîner était venue, d'ouvrir la porte de la chambre où il prenait ses repas en compagnie de plusieurs personnes. Comme il n'était pas assez grand pour arriver à la clef de la porte, il se pendait à une corde, se balançait et, après quelques oscillations, ne tardait pas à atteindre la clef. Son gardien qui était un peu agacé de tant d'exactitude, imagina un jour de faire trois nœuds à la corde qui, se trouvant trop courte, ne permettait plus à l'orang d'attraper la clef. L'animal après un essai inutile, reconnaissant la nature de l'obstacle qui s'opposait à son désir, grimpa à la corde jusqu'au-dessus des nœuds et les défit tous les trois, en présence de M. Geoffroy St-Hilaire, qui m'a rapporté le fait. Ce même singe désirant ouvrir une porte, son gardien lui donna un trousseau de quinze clefs, et le singe les essaya successivement jusqu'à ce qu'il fut arrivé à celle qu'il voulait. Une autre fois on lui mit dans les mains une barre de fer dont il se servit comme levier.

Vers le milieu du siècle dernier, *David Hartley (Observa-*

tions on man, 6e éd. 1834, p. 165) écrivait : « Il est à remarquer que les singes, dont le corps ressemble à celui de l'homme plus que celui de n'importe quel autre animal, et dont l'intelligence s'approche aussi de plus près de la nôtre, — circonstance qui peut, je suppose, être en relation avec la première, — nous ressemblent aussi grandement par la faculté d'imitation. Leur aptitude à saisir avec la main est évidemment le résultat de la forme et de la construction de leurs membres antérieurs ; et leur intelligence aussi, comme chez nous. Leur bavardage particulier est peut-être un essai vers la parole qu'ils ne peuvent atteindre, en partie à cause du défaut de leurs organes, en partie et principalement à cause du peu d'étendue de leur mémoire, de leurs conceptions et de leurs associations d'idées. »

Et de son côté, *Charlton Bastian* (*le Cerveau, organe de la pensée*, les Animaux, t. I, p. 256) conclut :

« Si les singes anthropomorphes, possédant, comme ils le font une base bien définie d'intelligence et d'émotion, étaient doués de langage articulé, de manière à pouvoir s'instruire mutuellement et à bénéficier de cette instruction, même par traditions et communications orales seulement, quel grand progrès dans l'étendue et le degré de leur intelligence ne pourrait-on pas atteindre, après que quelques centaines seulement de générations auraient vécu sous l'influence de ces conditions nouvelles ? »

POISONS CÉRÉBRAUX

LES POISONS CÉRÉBRAUX

Définition et mode d'action. — Claude Bernard définit le poison : une substance qui ne peut entrer dans la composition normale du sang ni pénétrer dans l'organisme sans y causer des désordres passagers ou durables. Ce fut ce grand physiologiste qui découvrit que le rôle des poisons est limité à un organe ou à un tissu : telle substance agit *plus spécialement* ou sur le sang, ou sur le muscle, ou sur le cerveau.

Par poisons cérébraux, nous entendons ceux qui agissent d'une façon prédominante sur l'encéphale, organe de l'intelligence et altèrent les fonctions intellectuelles, avant d'exercer leur action sur les autres organes et les autres fonctions.

Leur mode d'action est encore inconnu. Le poison porté au cerveau par le sang, agit certainement sur les cellules nerveuses des circonvolutions, mais cette action est-elle due à une combinaison chimique du poison et des cellules ou bien à un trouble mécanique dans la circulation cérébrale ? Voilà ce que l'on ne sait pas.

Ce qui caractérise tout poison intellectuel, c'est qu'il surexcite, avant de détruire; c'est cette surexcitation que l'homme recherche avec passion et qui, lorsqu'il y est habitué, s'impose à lui avec une telle force, que rien ne peut la combattre; c'est elle qui nous intéresse principalement.

Au premier rang des poisons cérébraux, se trouvent l'*alcool*, le *chloroforme*, le *hachisch*, l'*opium* et le *café*. Nous allons examiner quels sont les symptômes dus à l'ingestion de chacune de ces drogues, en ne tenant compte que du trouble intellectuel qu'elle provoque et en ne nous arrêtant point aux destructions organiques qu'elle accomplit dans la suite.

ALCOOL

Le premier effet de l'intoxication par l'alcool est un sentiment de satisfaction, de béatitude ; on voit la vie sous un côté plus gai, plus souriant; il semble que les difficultés et les obstacles disparaissent, que les idées s'éclaircissent.

1° *Première phase de l'ivresse alcoolique.* — Si on continue à boire, l'excitation intellectuelle grandit et se manifeste par une profusion d'idées de toute sorte dont la caractéristique est de ne pas être modérées et de se succéder les unes aux autres avec une extrême rapidité. On sent ses forces morales augmentées, on se croit capable de tout faire et de tout entreprendre ; avec cela, on devient affectueux, communicatif, on éprouve le besoin de s'épancher, de faire des confidences. Il arrive aussi souvent qu'au milieu du déluge des idées, il en apparaît tout à coup une qui est entièrement étrangère aux précédentes et qui s'impose avec une fixité désespérante. Ainsi on rencontre aux débuts de l'ivresse deux caractères particuliers : la rapide succession des idées, c'est-à-dire l'excès de l'imagination d'une part et la fixité des idées, d'autre part. L'excitation cérébrale se traduit quant aux idées par deux effets : elle les rend non seulement plus nombreuses, mais encore plus intenses ; or, la persistance d'une idée est proportionnelle à son intensité, qui elle-même est en rapport de l'impression reçue par le cerveau ; lorsque cet organe est en état de surexcitation alcoolique, la proportion est conservée : l'augmentation de la persistance répond à celle de l'intensité, ce qui fait qu'une idée qui acquiert une très grande intensité, supérieure à celle de toutes les autres, arrive en même temps à posséder une énorme et singulière persistance.

Variabilité des phénomènes. — Ces phénomènes généraux

de l'ébriété sont variables avec les individus, quant à leur intensité et à la rapidité avec laquelle ils se manifestent ; la personnalité joue, en effet, le rôle principal dans la forme de l'ivresse à ses débuts :

Ce sont les images qui hantent habituellement le cerveau qui sont augmentées en grandeur et en éclat ; c'est en proportion de sa puissance que l'imagination est surexcitée. On conçoit très bien que chez un individu vulgaire, grossier, l'ivresse soit lourde, appesantie, sans flux d'idées et de mots, tandis que chez celui dont l'intelligence est affinée, elle produise de l'exubérance dans les paroles et dans les gestes.

Il y a des hommes qu'il est impossible de griser ; nous entendons par là des hommes qui ne passent pas, en apparence tout au moins, par la période d'excitation intellectuelle marquant les premiers temps de l'ivresse ; après avoir bu une grande quantité d'alcool, ils présenteront uniquement les caractères de l'intoxication profonde, tels que la démarche mal assurée, le sommeil invincible, l'insensibilité, les vomissements, la syncope. Chez ces individus, en dehors peut-être d'une force de résistance spéciale au poison cérébral, il se produit un phénomène dû à l'intensité et par suite à la persistance d'une idée, celle de ne pas se griser ; grâce à cette idée dont l'intensité est encore accrue par l'ivresse, il n'y a plus de manifestation extérieure : ce qui prouve bien cette théorie, c'est un fait qu'il est très facile d'observer et qui est le suivant : si on a, dès que l'on commence à boire, l'idée de s'enivrer, si on se livre à la première ivresse, on ne peut plus s'arrêter ; un événement grave peut seul dégriser, mettre un terme à la surabondance d'idées et au débordement des paroles, encore faut-il que l'intoxication ne soit pas trop profonde.

Les gens nerveux quant au cerveau, ceux qui ont la tête faible (pour se servir d'une expression souvent employée), s'enivrent avec une très grande facilité ; il en est de même des femmes et plus particulièrement des hystériques. La plus légère dose d'alcool suffit à leur faire perdre la raison. C'est qu'en effet, les hystériques, comme certaines personnes, se laissent aller et n'opposent pas de résistance.

Outre la prédisposition individuelle, il y a encore d'autres conditions dont il faut tenir compte, tant au point de vue des effets de l'ivresse que de leur rapidité à se produire.

Nature de la boisson alcoolique. — L'ivresse de l'eau-de-vie et des liqueurs très chargées en alcool est lourde, pesante ; elle produit à peine quelque excitation intellectuelle. Au contraire, celle du vin et en particulier du vin de champagne est légère et stimulante ; celle provenant du mélange de liqueurs différentes est beaucoup plus intense que les autres.

Etat de l'individu au moment où il boit. — Cet état importe également au point de vue de la rapidité avec laquelle il sera en état d'ébriété. S'il est à jeun, l'alcool agira très vite ; s'il l'absorbe pendant un copieux repas, les effets toxiques seront moins à redouter.

Température extérieure. — Cette température a une influence importante. Une trop forte chaleur ou un trop grand froid précipite l'ivresse ; cette ivresse peut devenir mortelle, lorsque l'individu sous le coup de la boisson passe brusquement d'une température élevée à une température basse et réciproquement. Un homme qui sort de table n'étant qu'étourdi et qui s'expose à l'air glacé, est capable de ressentir subitement les effets de l'ivresse.

Pour résumer cette première phase de l'ivresse due à l'alcool, on peut dire qu'on y observe la surexcitation de certaines facultés intellectuelles, telles que l'imagination, la mémoire, l'association des idées, mais en même temps la paralysie progressive de la volonté, de la réflexion et du jugement.

2° *Deuxième phase.* — Quand l'alcool est absorbé à une dose plus forte, à la période d'exaltation succède une période de dépression profonde, de véritable coma ; l'insensibilité est complète et nulle excitation ne peut réveiller l'homme qui est ivre-mort. Cette période d'anesthésie n'est pas sans danger : souvent on a vu des cas de mort pendant le coma.

Phase spéciale à certains individus. — Chez certaines personnes, entre la période d'excitation et celle de coma, il se produit un état assez grave, appelé par les anciens ivresse convulsive ; c'est un délire absolument semblable à celui des maniaques, au cours duquel il faut placer les crimes et les meurtres commis par les ivrognes.

De l'alcoolisme. — Cette forme précédente de l'ivresse ne survient guère que chez ceux dont l'organisme a été altéré par des excès alcooliques antérieurs. Un des accidents les plus à redouter de l'alcool, c'est assurément le délire furieux causé par un nouvel excès de boisson, même si cet excès est peu de chose en comparaison de ceux qui l'ont précédé.

C'est qu'en effet, l'alcool ne produit pas seulement une intoxication rapide, à courte échéance ; si on en prolonge l'usage ou l'abus durant quelque temps, il y a intoxication chronique troublant profondément le fonctionnement des organes et finissant par altérer tous les tissus. Plus peut-être que les autres systèmes organiques, le système nerveux est atteint et spécialement l'encéphale. Ce qui tendrait à le prouver, c'est que *M. Magnan* a pu, au moyen de la distillation, retirer du cerveau de chiens intoxiqués une certaine quantité d'alcool.

La tristesse et la crainte, tels sont les résultats premiers de l'empoisonnement chronique du cerveau. Chez les alcooliques, la gaîté a une durée très courte et ressemble à celle des maniaques ; les idées sombres sont seules persistantes ; elles hantent le cerveau malade ; des pensées de suicide surgissent, disparaissent et reviennent. Puis, le soir, en cet instant qui n'est pas tout à fait le sommeil et qui n'est plus l'état de veille, apparaissent des fantômes mal éclairés, mais à l'aspect repoussant. Ce ne sont que des illusions ; mais la tourmente intellectuelle se précipite ; et les illusions deviennent de véritables hallucinations toujours effrayantes : formes hideuses, bêtes immondes, incendies, assassinats. Pour se faire une idée de ce que peut être cette forme du délire, il est indispensable de lire les observations médicales recueillies sur des aliénés alcooliques.

Il nous suffira d'en rapporter deux, la première de M. *Magnan*, la seconde de M. *Charles Richet*; comme toutes les observations se ressemblent, on peut très bien juger d'après ces deux exemples de la forme la plus ordinaire du délire alcoolique :

Première observation. — X..., alcoolique, voit des insectes et des araignées s'attaquer à lui. Il regarde à travers la fenêtre ; c'est, dit-il, la bande de la place Maubert, déguisée en ours avec des fla-fla. Il y a une cavalcade avec des lions, des panthères, qui regardent et font des grimaces. Il y a de petits enfants déguisés en chiens et en chats. Il reconnaît Emilie, puis des hommes qui le menaçent, qui le visent avec leurs fusils. Il poursuit des pigeons, des chats, des rats. Il voit des oiseaux morts avec un long bec et, sous son lit, au moins deux cents rats qui mangent ses provisions.

Deuxième observation. — « L. ., absinthique, se voit entouré d'un essaim de mouches qui bourdonnent autour de sa tête, pénètrent dans les yeux, les oreilles, le nez et la bouche. Ses crachats sont remplis de pelotons d'insectes. Il voit du monde sur les toits et aperçoit des fusils braqués sur lui. Il ramasse des objets sur ses vêtements, secoue des torchons qui sont couverts d'ordures, parle à son patron, se cache et veut fuir pour éviter les balles. »

Les hallucinations sont souvent si épouvantables, qu'elles forcent pour ainsi dire les alcooliques à se tuer. Rien n'est plus commun que le suicide chez les buveurs.

De l'absinthe. — L'absinthe n'agit pas seulement par l'alcool qu'elle renferme, mais encore par l'essence d'absinthe qui, même à faible dose, est un poison très dangereux.

Les sentiments de satisfaction, de bien-être et l'excitation intellectuelle sont plus considérables avec elle qu'avec l'alcool. « Peut-être, dit M. Charles Richet (*l'Homme et l'intelligence*, p. 107), faut-il attribuer la sensation de chaleur et de bien-être que donne l'absinthe à son action sur la moelle épinière, mais en tout cas, c'est un poison énergique, et dont les effets prolongés deviennent funestes pour l'intelligence, bien plus rapidement que ceux de l'alcool... »

CHLOROFORME

A côté de l'alcool, il faut placer le chloroforme. L'action de ces deux poisons sur le cerveau est presque la même; les phénomènes qu'ils produisent sont semblables.

L'intoxication par le chloroforme suit une marche parallèle à l'intoxication par l'alcool; on peut distinguer, comme dans l'empoisonnement alcoolique, une première période d'ivresse proprement dite au cours de laquelle il y a déjà une certaine insensibilité et une deuxième période de coma pendant laquelle l'insensibilité est absolue.

Phénomènes produits par le chloroforme. — Lorsque quelqu'un se met à respirer du chloroforme, les premières bouffées l'étourdissent; il est pris d'une sorte de vertige qui va en augmentant. A mesure qu'il continue à respirer le poison, ses idées s'exaltent de plus en plus; il répond à tout ce que l'on lui dit, comme un individu ivre, en exagérant ses impressions et en ne conservant pas la juste mesure. Puis, ses idées deviennent de plus en plus confuses; leur conception est désordonnée et délirante. En même temps que les idées sont de plus en plus déraisonnables, l'attention et la mémoire faiblissent de plus en plus, puis disparaissent tout à fait; de sorte qu'on a devant soi ce curieux spectacle d'un individu vivant et pensant, mais chez qui la vie et la pensée ne laissent aucun souvenir; il y aura une lacune dans le souvenir de ses opérations intellectuelles, tandis qu'il n'y en aura pas dans leur suite.

Cette mémoire dont nous venons de parler, c'est la mémoire réfléchie, consciente, celle qui retient et non pas la mémoire des faits passés, celle qui a retenu, pour nous servir des expressions de M. Charles Richet. La première n'est possible que si les facultés intellectuelles sont dans leur intégrité : pour qu'un fait soit retenu, il faut que l'intelligence puisse s'y arrêter; c'est ce pouvoir qui manque aussi bien à l'intelligence de l'individu chloroformisé qu'à celle de l'individu en état d'ivresse. La deuxième fait partie intégrante de nous-mêmes; et il nous est impossible de penser sans elle : chaque idée, chaque image, est un souvenir modifié par des souvenirs postérieurs; sans cette somme de souvenirs, l'intelligence n'existerait pas. Les faits passés ne peuvent s'effacer de la mémoire ; pour qu'ils en disparaissent, il faut une lésion des centres nerveux bien plus profonde que celle causée par le poison cérébral.

Après la perte de la mémoire consciente et réfléchie, l'intelligence de l'individu soumis à l'action du chloroforme n'est pas encore morte : les vieux souvenirs persistent; quelquefois même la mémoire des faits passés est surexcitée d'une façon extraordinaire, ce qui arrive dans plusieurs formes de l'aliénation mentale, alors que la mémoire réfléchie, consciente, a tout à fait disparu; la conception des idées continue à obéir à ses règles ordinaires : l'association des idées a toujours lieu; les sensations extérieures parviennent encore au chloroformisé et chacune d'elles éveille une abondante série de conceptions; c'est le sens de l'ouïe qui disparaît le dernier; le patient ne peut plus ni voir, ni sentir, qu'il entend encore les paroles qu'on dit autour de lui et qui aussitôt font naître dans son esprit des idées de toute sorte, se succédant régulièrement.

Mais tous les phénomènes extérieurs qui prouvent la conservation, sinon l'intégrité de l'intelligence, ne se produisent plus à un moment donné ; le patient ne prononce que des paroles confuses et inintelligibles ; les muscles, extrêmement contractés à cause de la force du délire, se détendent lentement, puis restent inertes. A la période d'excitation succède *la période dite de résolution* durant laquelle le sommeil est profond. Rien ne peut faire sortir l'individu de l'état comateux dans lequel il se trouve. Ses pupilles sont immobiles, ses traits presque paralysés n'ont plus cette grimace convulsive qui est comme la marque dernière de la sensibilité ; son intelligence est anéantie. Peut-être, dans la profondeur des tissus nerveux, s'accomplit-il encore un travail cérébral inconscient, mais ce n'est uniquement qu'une hypothèse. Rien ne nous conduit à admettre que l'intelligence subsiste encore, quand nul mouvement extérieur des muscles ne vient trahir l'existence d'un travail cérébral quelconque. (V. Ch. Richet, *op. cit.*, p. 118.)

Action du chloroforme sur les organes du système nerveux autres que l'encéphale. — Le chloroforme qui agit en premier lieu et d'une façon prédominante en troublant les fonctions du cerveau, exerce ensuite son influence sur la moelle épinière qui tient sous sa dépendance les mouvements généraux de tous les muscles du corps et en dernier lieu, sur le bulbe rachidien qui préside aux mouvements de la vie organique, à ceux de la respiration et de la circulation. C'est dire qu'il agit, successivement, sur la sensibilité et l'intelligence, sur la motilité et sur les fonctions organiques, comme l'a démontré Claude Bernard.

C'est la persistance de l'innervation du bulbe rachidien, alors que l'encéphale ou la moelle épinière ne peuvent plus accomplir leurs fonctions, qui permet au chirurgien de donner le chloroforme sans trop de danger ; il faut qu'il porte continuellement son attention sur l'état du pouls et des mouvements respiratoires, pour savoir si la dose de chloroforme n'est pas trop forte et si le système nerveux bulbaire n'est pas atteint.

Variabilité dans les phénomènes dus au chloroforme. — Comme les phénomènes dus à l'intoxication par l'alcool, ceux dus à l'intoxication par le chloroforme se produiront d'une façon plus ou moins semblable, plus ou moins rapide, suivant les individus.

La disposition morale de la personne qu'on veut chloroformiser importe beaucoup. Si cette personne est courageuse, remplie de résolution, il ne sera pas difficile de faire disparaître sa sensibilité ; si au contraire elle a peur et ne s'abandonne pas avec confiance, elle résistera longtemps au chloroforme, et on sera obligé de lui en faire respirer beaucoup plus que si elle n'avait pas de frayeur.

Chez certains malades, l'excitation cérébrale dans laquelle ils se trouvent leur donne le pouvoir de résister quelque temps à l'action inéluctable du poison. Finalement, ils tomberont vaincus, stupéfiés par le poison, mais sans avoir eu l'expansion joyeuse et l'excitation délirante de ceux qui ne résistent pas. Nous avons vu que le même phénomène se produit chez l'individu qui, ayant l'idée arrêtée de ne pas se griser, absorbe des quantités d'alcool sans manifester d'ivresse et finit par tomber tout à coup à terre, assommé par le poison.

C'est le chloroforme qui est le type des anesthésiques ; plusieurs substances volatiles et toxiques ont une action analogue à la sienne et pourraient au besoin le remplacer ; l'*éther* en est la principale.

HACHISCH

Tandis que l'alcool et le chloroforme sont d'un usage général en Europe et que leurs effets y sont très bien connus, le hachisch est presque complètement ignoré. Il nous vient de l'Orient ; c'est l'extrait du chanvre indien que le chanvre français ne peut égaler en puissance enivrante et qui est cueilli lorsqu'il est en fleur, parce qu'il possède alors sa plus grande force.

Cet extrait mélangé à des huiles végétales, à du sucre et à des aromates, constitue le *dawamesc*, espèce de confiture nauséabonde qu'on prend avant le repas et qui s'absorbe facilement dans une tasse de café.

A côté du *dawamesc*, il y a le *hachisch qui se fume* dans des pipes ou dans des cigarettes, et le *hafioun* ou extrait aqueux. Le second est le plus usité en Orient ; quant au troisième, il possède des propriétés plus actives que les deux autres préparations.

On est à peu près d'accord pour attribuer l'action enivrante du hachisch à une matière résineuse qui y est renfermée en assez grande quantité et que le thé, le café, les liqueurs rendent singulièrement plusactive.

Période d'ivresse.— Lorsqu'on a absorbé du hachisch, on a tout d'abord comme des bouffées de chaleur ou de froid qui montent à la tête. En même temps on éprouve un certain bien-être, un sentiment de satisfaction générale. Bientôt, on s'agite en tous sens, on se promène, on se remue, on a envie de danser ; mais au milieu de toute cette agitation, l'intelligence reste encore calme. Soudain on est pris d'un rire forcé, convulsif et prolongé à propos d'une chose insignifiante ; à partir de ce moment, les idées arrivent à profusion ; elles se succèdent les unes aux autres avec une rapidité extraordinaire, avec une rapidité telle, que le langage ne peut arriver à les exprimer ; et ces idées, qu'elles soient tristes ou gaies, fières ou humbles, sont toujours remplies d'exagération. Les sentiments sont absolument démesurés ; l'amour-propre est exalté à ce point qu'on craint de voir le mépris sur la figure des assistants et qu'on est cependant porté à les mépriser, tant l'individu qui a pris du hachisch se croit supérieur aux autres hommes. La frayeur, la joie, la douleur, la colère, surviennent presque sans cause, à l'improviste pour ainsi dire, et tout le monde est surpris de la brusquerie, de l'intensité et de la mobilité de ces passions.

Par l'effet du hachisch, on est abandonné à toutes les conceptions les moins sensées de l'intelligence.

Ce qu'il y a de particulier, c'est que si on a absorbé une dose assez forte de hachisch, on se rend très bien compte, grâce à une sorte de dédoublement de la pensée, qu'on n'est plus l'acteur conscient de ses paroles et de ses actes ; et on est poussé à se soustraire au public, à s'enfermer seul ou en compagnie d'intimes, afin de ne pas se donner en spectacle. Pareille conscience de l'inconscience existe chez certains aliénés.

A côté de tous ces phénomènes psychiques, il s'en produit un autre qui est tout à fait caractéristique du hachisch : c'est l'altération des notions de temps et d'espace.

Le temps paraît être d'une longueur inouïe. Entre deux idées nettement conçues, on croit en concevoir une multitude d'autres mal déterminées et incomplètes, dont on n'a qu'une conscience vague, mais qui étonnent par leur nombre et leur étendue ; ces idées, semble-t-il donc, sont innombrables et, comme le temps n'est mesuré que par le souvenir des idées, il paraît démesurément long.

Cette illusion sur la durée du temps est surprenante surtout à cause de sa netteté. Tout aussi étonnante est l'illusion de la vue, qui fait sembler immenses des distances fort courtes. Il est malaisé de fournir une explication rationnelle de ce phénomène. On se rend bien compte de l'erreur dont on est la victime, mais cependant le jugement est incapable de ramener les apparences à la réalité. (V. Ch. Richet, p. 127, *op. cit.*)

Ces deux illusions de l'espace et du temps ne sont pas les seules ; il y en a d'autres, aussi étranges qu'on peut l'imaginer. Les hallucinations complètes sont peu fréquentes. Tandis que l'hallucination se produit spontanément sans qu'aucune sensation préalable soit nécessaire pour la faire naître, l'illusion exige une sensation vraie dont la perception est exagérée et fausse. Dans le hachisch, les sensations sont tellement amplifiées, qu'elles donnent lieu à des illusions nombreuses : le plus léger bruit devient un épouvantable fracas, quelques notes de musique sont un concert aux accords célestes ; le cerveau est dans un si grand état d'excitation, que la moindre impression extérieure le fait vibrer tout entier.

L'illusion est quelquefois tellement forte, qu'au lieu d'être un simple trouble de la perception, elle deviendra l'origine d'un trouble de la conception. Comme l'attention a disparu, comme l'intensité des perceptions est extrême et que l'intelligence est étrangement surexcitée, une impression venue de l'extérieur fera naître une série de conceptions délirantes que rien ne peut arrêter. Chaque sensation provoque une pensée folle ou plutôt une quantité de pensées folles. Dans cette phase de l'ivresse, où l'on se sent dénué de force et où l'on goûte le plaisir d'être assis, de ne pas bouger, il semble qu'on ait le privilège d'assister au travail même de l'intelligence ; on voit comment tout se relie et s'enchaîne ; on est le témoin de l'éclosion de ses idées, on les suit dans leur course désordonnée. Ecoutons ce que nous dit *Baudelaire* lorsqu'il parle des illusions dues à l'ivresse du hachisch :

« Il arrive quelquefois que la personnalité disparaît et que l'objectivité, qui est le propre des poètes panthéistes, se développe en vous si anormalement, que la contemplation des objets extérieurs vous fait oublier votre propre existence et que vous vous confondez bientôt avec eux. Votre œil se fixe sur un arbre harmonieux, courbé par le vent ; dans quelques secondes, ce qui ne serait dans le cerveau d'un poète qu'une comparaison fort naturelle, deviendra dans le vôtre une réalité. Vous prêtez d'abord à l'arbre vos passions, votre désir ou votre mélancolie ; ses gémissements et ses oscillations deviennent les vôtres et bientôt vous êtes l'arbre. De même l'oiseau qui plane au fond de l'azur représente d'abord l'immortelle envie de planer au-dessus des choses humaines ; mais déjà vous êtes l'oiseau lui-même. Je vous suppose assis et fumant ; votre attention se reposera un peu trop longtemps sur les nuages bleuâtres qui s'exhalent de votre pipe : l'idée d'une évaporation lente, successive, éternelle, s'emparera de votre esprit, et vous appliquerez bientôt cette idée à vos propres pensées, à votre matière pensante ; par une équivoque singulière, par une espèce de transposition ou de quiproquo intellectuel, vous vous sentirez vous évaporant, et vous attribuerez à votre pipe (dans laquelle vous vous sentez accroupi et ramassé comme le tabac) l'étrange faculté de vous fumer. »

Dans l'ivresse du hachisch, la mémoire qui retient reste intacte, ce qui est une marque distinctive de l'ivresse de l'alcool et du chloroforme. On se rappelle fort bien tout ce qu'on a vu, fait et dit. Aussi n'est-il pas étonnant que *Th. Gautier*, grand amateur du hachisch, ait pu décrire très exactement, dans le récit brillant du *Club des Hachischins,* toutes les sensations éprouvées.

Période de délire. — Cependant à une certaine dose, le poison entraîne la perte de la mémoire, mais alors il y a du délire et du délire furieux. Le hachisch, à cette dose, présente donc des dangers, mais les cas de mort doivent être rares. Le délire dure quelquefois pendant plusieurs jours et prend des allures inquiétantes; ses formes sont très diverses et aussi bizarres qu'on peut l'imaginer; elles sont de nature à entraîner, à un moment donné, de graves conséquences.

Observation finale. — La disposition morale de l'individu au moment de l'ingestion du poison et l'état particulier de son tempérament, jouent un rôle prépondérant dans la forme de l'ivresse causée par le hachisch. Suivant ce qu'ils seront, les phases de cette ivresse se dérouleront sombres ou comiques, gaies ou tragiques.

OPIUM

L'opium est le suc du pavot ; ce suc a été desséché au soleil et a pris la forme d'une pâte consistante, d'un brun très foncé. On l'avale ou bien on le fume. Le *laudanum* n'est qu'une solution d'opium dans un vin composé. Aussi les propriétés du laudanum et de l'opium sont-elles identiques.

On doit considérer l'opium comme un mélange de plusieurs corps ayant des effets analogues sinon identiques et tels que la *narcotine*, la *codéine*, la *thébaïne*, la *morphine*. Ces différentes substances n'agissent pas sur les fonctions organiques de la même manière ; si les trois premières sont peu actives, la morphine a sur l'homme une action très énergique, et presque identique à celle de l'opium. Décrire les effets de l'opium, c'est donc décrire ceux de la morphine :

Lorsqu'on a usé de l'opium, on éprouve au bout d'une demi-heure, d'une heure, une légère excitation, un sentiment général de satisfaction en même temps que de vivacité.

Le degré de force de la dose absorbée n'est pas proportionnel à la quantité ; il dépend du degré d'accoutumance de la personne qui a absorbé. Si le poison a été pris à dose *peu forte*, peu élevée, il n'agit guère comme narcotique qu'à la longue, qu'après de longues heures de bonne humeur et d'entrain. Pendant toute la période de veille, les idées surgissent claires et abondantes, la mémoire est exacte, l'intelligence vive. Contrairement à l'effet du vin qui, après sa marche ascendante, décroît très rapidement, celui de l'opium reste pendant huit ou dix heures aussi sûr : « J'écris ces lignes vers une heure de l'après-midi, après avoir pris vingt centigrammes d'extrait gommeux d'opium à sept heures et dix heures du matin, dit M. *Pécholier.* Impossible d'exagérer l'état de bien-être, de bonne humeur, de force physique et intellectuelle dans laquelle je suis plongé. Mes idées sont nettes et précises, ma mémoire fidèle; ma plume court sans effort sur le papier. La conception est plus rapide et plus ferme, l'expression tout à fait facile. Nulle autre stimulation ne peut être comparée à celle-là. Ce n'est pas seulement celle d'une quantité modérée de vin de champagne. A la douce chaleur, à l'entrain communicatif, à la gaîté qu'entraîne le vin, s'ajoute l'animation plus immatérielle, plus intellectuelle, que donnent plusieurs tasses de café; mais demain je serai tout affaissé et j'aurai ma migraine. C'est un fait très heureux qui m'a empêché de glisser sur la pente si facile où tombent les mangeurs d'opium. » *Thomas de Quincey*, qui fut un remarquable et obstiné mangeur d'opium, a soutenu que l'excitation intellectuelle provoquée par l'opium n'amène pas *nécessairement* un abattement proportionnel. Nous allons du reste trouver cette opinion au cours de l'analyse très instructive de son livre (*Confessions of an english opium-eater*) que nous a donnée *Ch. Baudelaire.*

« L'auteur *(De Quincey)* veut avant tout venger l'opium de certaines calomnies; l'opium n'est pas assoupissant, pour l'intelligence du moins ; il n'enivre pas ; si le laudanum pris en quantité trop grande peut enivrer, ce n'est pas à cause de l'opium, mais de l'esprit qui y est contenu. Il établit ensuite une comparaison entre les effets de l'alcool et ceux de l'opium, et il définit très nettement leurs différences : ainsi le plaisir causé par le vin suit une marche ascendante, au terme de laquelle il va décroissant, tandis que l'effet de l'opium une fois créé, reste égal à lui-même pendant huit ou dix heures ; l'un, plaisir aigu ; l'autre, plaisir chronique ; ici, un flamboiement ; là, une ardeur égale et soutenue. Mais la grande différence gît surtout en ceci, que le vin trouble les facultés mentales, tandis que l'opium y introduit l'ordre suprême et l'harmonie. Le vin prive l'homme du gouvernement de soi-même, et l'opium rend ce gouvernement plus souple et plus calme. Tout le monde sait que le vin donne une énergie extraordinaire, mais momentanée, au mépris et à l'admiration, à l'amour et à la haine. Mais l'opium communique aux facultés le sentiment profond de la discipline et une espèce de santé divine. Les hommes ivres de vin se jurent une amitié éternelle, se serrent les mains et répandent des larmes, sans que personne puisse savoir pourquoi ; la partie sensuelle de l'homme est évidemment montée à son apogée. Mais l'expansion des sentiments bienveillants causée par l'opium n'est pas un accès de fièvre ; c'est plutôt l'homme primitivement bon et juste, restauré et réintégré dans son état naturel, dégagé de toutes les amertumes qui avaient occasionnellement corrompu son noble tempérament. Enfin, quelque grands que soient les bénéfices du vin, on peut dire qu'il frise souvent la folie ou, tout au moins, l'extravagance, et qu'au delà d'une certaine limite il volatilise, pour ainsi dire, et disperse l'énergie intellectuelle ; tandis que l'opium semble toujours apaiser ce qui a été agité, et concentrer ce qui a été disséminé. En un mot, c'est la partie purement humaine, trop souvent même la partie brutale de l'homme qui, par l'auxiliaire du vin, usurpe la souveraineté, au lieu que le mangeur d'opium sent pleinement que la partie épurée de son être et ses affections morales jouissent de leur maximum de souplesse et avant tout, que son intelligence acquiert une lucidité consolante et sans nuages.

L'auteur nie également que l'exaltation intellectuelle produite par l'opium soit nécessairement suivie d'un abattement proportionnel et que l'usage de cette drogue engendre comme conséquence naturelle et immédiate, une stagnation et une torpeur des facultés. Il affirme que pendant un espace de dix ans, il a toujours joui, dans la journée qui suivait sa débauche, d'une remarquable santé intellectuelle. Quant à cette torpeur dont tant d'écrivains ont parlé et à laquelle a surtout fait croire l'abrutissement des Turcs, il affirme ne l'avoir jamais connue. Que l'opium, conformément à la qualification dans laquelle il est rangé, agisse vers la fin comme narcotique, cela est possible ; mais ses premiers effets sont toujours de stimuler et d'exalter l'homme, cette élévation de l'esprit ne durant jamais moins de huit heures ; de sorte que c'est la faute du mangeur d'opium s'il ne règle pas sa médication de manière à faire tomber sur son sommeil naturel tout le poids de l'influence narcotique. »

Si la dose d'opium a une certaine force, le sentiment de vivacité, de satisfaction, éprouvé aux débuts est vite remplacé par une véritable somnolence, par un certain état de rêvasserie. On s'abandonne avec plaisir, on se laisse envahir par une douce torpeur. Les idées deviennent des images qui se succèdent rapidement, et dont le cours se déroule sans entraves. On sent qu'on va s'endormir, mais qu'on pourrait au besoin triompher du sommeil.

Cependant, peu à peu les jambes s'appesantissent, les bras retombent presque inertes, les paupières ne peuvent plus s'ouvrir ; on rêve, on divague et néanmoins on ne dort pas : la conscience du monde extérieur environnant n'a pas disparu ; les bruits du dehors sont obscurément perçus, mais il semble que c'est une autre personne qui les entend. Le moi actif, conscient, n'existe plus, et on s'imagine qu'un autre individu est venu le remplacer.

Petit à petit, tout devient plus vague ; les idées se perdent dans une brume confuse ; on ne sent plus son corps, on est pour ainsi dire tout immatériel, on est tout en pensée. Cette pensée va en quelque sorte voltigeant, de plus en plus brillante, mais aussi de plus en plus confuse. Puis le monde extérieur disparaît complètement ; il n'y a plus qu'un monde intérieur, quelquefois tumultueux, délirant et provoquant une agitation fébrile, quelquefois au contraire et le plus souvent calme et tranquille ; on s'abîme dans un sommeil délicieux. « Ce qui fait le charme de cet état, dit M. Charles Richet, c'est qu'on se sent dormir. Le sommeil est intelligent et se comprend lui-même. »

Dans l'état de somnolence lucide dont nous avons parlé, la douleur physique est supprimée ; si elle existait antérieurement, elle a disparu. C'est que l'opium, poison de l'intelligence, est un des modificateurs les plus énergiques de la sensibilité.

Lorsqu'une personne est en proie à la souffrance, il faut pour lui procurer le sommeil, une plus grande dose d'opium que si elle se trouvait dans son état normal. Si elle ne s'endort pas sous l'action du poison, l'hypéresthésie des nerfs sera tout au moins calmée, la douleur sera apaisée, ce qui est déjà un bien grand résultat.

On s'accoutume à l'ivresse de l'opium, tandis qu'on ne s'accoutume pas à celle de l'alcool; plus on a l'habitude de boire, plus l'ivresse survient vite; il n'en est pas de même avec l'opium.

Aussi les personnes qui s'adonnent à ce poison suivent-elles une pente fatale; elles sont amenées chaque jour à augmenter la dose, parce que chaque jour le poison a pour elles un effet moins énergique.

Chez ces personnes qui abusent de l'opium, les hallucinations sont fréquentes, les sommeils hantés de rêves douloureux et de cauchemars; les obsessions d'autrefois, les souvenirs réapparaissent grandis et dans toute leur clarté; la mémoire apporte une suite inépuisable de tortures. Après avoir révélé tout son pouvoir quant aux plaisirs, l'opium révèle tout celui qu'il possède quant aux souffrances et angoisses. On conçoit fort bien que non seulement le cerveau soit débilité, mais encore que tout l'organisme soit profondément anémié.

Les malheureux qui abusent de l'opium et arrivent alors à ne plus s'en passer, peuvent en prendre des quantités formidables presque sans en ressentir d'action. C'est pour eux un stimulant nécessaire; ils sont aussi malades par l'absence que par l'excès du poison. Ils tombent rapidement dans une effrayante dégradation morale et physique; pâles, hâves, décharnés, se traînant à peine, ils ne retrouvent un peu d'énergie que si une nouvelle dose de poison leur rend une stimulation factice.

CAFÉ

Le café est l'antidote de l'opium. Si l'on peut donner le sommeil au moyen de l'opium, on peut provoquer l'insomnie avec le café.

Ce poison procure une excitation intellectuelle (dont certaines personnes arrivent à ne point pouvoir se passer), lorsqu'il est pris à dose raisonnable. L'énergie d'une dose de café, comme celle d'une dose d'opium, n'est pas proportionnelle à la quantité; elle dépend du degré d'accoutumance et du tempérament.

Pris à dose un peu forte, le café amène une extrême agitation et une anxiété des plus pénibles, une sorte de fièvre d'activité, différente de l'activité paresseuse de l'opium dans laquelle le *moi* semble assister paisiblement aux ébats de l'imagination.

Avec le café, cette imagination est à peine excitée; en revanche, on veut aller vite dans tout ce qu'on fait; on ne tient pas en place. De plus, il y a comme un effort continu de l'attention et de la mémoire, tandis qu'avec l'alcool, le hachisch, l'opium, on éprouve un assoupissement de l'attention.

Le café a une propriété toute spéciale qui est de ralentir les combustions organiques; c'est un aliment d'épargne, un aliment modérateur de la nutrition. Avec lui, la quantité d'acide carbonique expiré, qui est en quelque sorte l'expression de notre activité nutritive, diminue. Si l'on doit fournir une quantité de travail supérieure à celle à laquelle on est habitué, on n'a pas besoin de consommer plus d'aliments qu'à l'ordinaire; il n'y a qu'à prendre une quantité suffisante de café, et les forces ne faibliront pas. C'est là ce qui fait la grande utilité du café ; on sait tous les services qu'il rend aux soldats en campagne.

D'autres substances lui sont analogues en tant qu'aliments modérateurs ; ce sont notamment le *thé* et le *coca*. Il est permis de croire que la *caféine*, la *théine*, la *cocaïne*, principes actifs de ces plantes, ont entre elles une analogie chimique et physiologique et que leur action sur le cerveau est à peu près identique.

Il y a peut-être encore d'autres poisons de l'intelligence, la *belladone* et le *tabac* par exemple, mais les principes actifs contenus dans ces plantes, l'*atropine* et la *nicotine*, agissent principalement sur le système nerveux végétatif, et leur effet quant aux fonctions cérébrales semble être postérieur à celui qu'elles ont quant aux fonctions de la moelle épinière.

CONCLUSIONS SUR LES POISONS CÉRÉBRAUX

De l'étude des poisons cérébraux, il ressort qu'il faut toujours distinguer deux phases dans les effets qu'ils produisent et que dans la première phase, tous provoquent une excitation intellectuelle caractérisée par l'abondance des idées et l'excès de l'imagination.

Il ressort, en outre, que tous agissent sur l'intelligence, parce qu'ils agissent sur la sensibilité, fondement de l'intelligence.

C'est par cette sensibilité que nous recevons les impressions du dehors ; c'est par l'excitation des muscles ou le mouvement que nous agissons sur les objets extérieurs ; quand il n'y a ni maladie ni empoisonnement, l'intelligence excite par l'intermédiaire de la moelle épinière les différents muscles et produit un mouvement ; il y a alors motilité et en même temps perception des états internes, parce que la conscience est intacte et capable de percevoir. Mais toutes les fois que la sensibilité est atteinte, l'intelligence l'est en même temps. Il y a entre elles deux un rapport très étroit ; c'est à cause de cela que les poisons qui agissent sur la sensibilité sont des poisons de l'intelligence.

LA PENSÉE

I. — Des définitions de la pensée.
II. — Évolution à travers la série des êtres.
III. — Organisation des idées.
IV. — Des images mentales, de leurs caractères, de leur siège.
V. — La pensée consciente ou inconsciente.
VI. — Influence des poisons cérébraux sur la pensée.
VII. — De la nature de la pensée.
VIII. — Conclusions.

DES DÉFINITIONS DE LA PENSÉE

Dans cette étude de la pensée, nous allons nous efforcer d'arriver à une conception suffisante des phénomènes qui la caractérisent. Tout d'abord, il nous semble utile d'en donner une définition :

La pensée, c'est pour nous, l'expression la plus parfaite du travail psychique.

Ce travail a pour point de départ, pour élément primordial, la sensation ou plutôt les sensations successives qui s'associent et s'organisent dans le cerveau, en y laissant des résidus. *Dans ce travail, nous pouvons considérer deux phases:*

1° *Phase d'association des sensations, formation des idées simples, concrètes.*

2° *Phase d'association des idées simples, c'est-à-dire enchaînement des idées, raisonnement, jugement.*

Jetons un coup d'œil sur les définitions de la pensée qui ont été données par différents auteurs : D'après *Littré*, « le mot pensée a deux sens, l'un actif, l'autre passif ; dans le premier cas, il désigne l'acte par lequel l'individu pensant concentre l'ensemble ou une partie de l'entendement sur l'objet. L'encéphale est l'organe de la pensée. C'est abstractivement que l'on parle de la pensée comme d'une chose pouvant être séparée du cerveau ; il n'existe en fait que des êtres pensants et non une seule sorte de pensée. » Littré, d'ailleurs, ajoutait : « C'est une manière d'agir propre à ces tissus (aux tissus cérébraux), qui a pour condition d'accomplissement l'existence des éléments anatomiques dans tel ou tel état que maintient la nutrition et qui suppose la nutrition, mais en est distincte. »

Comme nous le verrons au cours de ce chapitre, la première partie de cette définition ne peut nullement nous convenir ; elle fait de la pensée un acte voulu par un *être pensant*, en d'autres termes par la pensée elle-même. Elle semble faire de la pensée une cause et non un effet, une conséquence, un résultat.

Pour M. Beaunis (*Nouveaux Éléments de physiologie humaine*, p. 797, t. II), les idées, éléments constitutifs de la pensée « ne sont que des rapports entre des perceptions (actuelles ou remémorées) ; elles supposent l'existence préalable de *sensations*, la *sensation* est donc l'élément initial de l'intelligence. Ces idées peuvent être individuelles, particulières ou bien générales, abstraites ; mais les idées générales ne sont, suivant l'expression de Berkeley, que des idées particulières annexées à un terme général qui leur donne une signification plus étendue et qui réveille à l'occasion, d'autres idées particulières semblables. »

Dans un volume récent (*la Vie et la Pensée*, Paris, 1893), M. Julien Pioger écrit :

« Quant aux conditions mêmes du phénomène de la pensée, on ne pensa même pas à s'en enquérir ; la pensée fut décrétée d'essence psychique, faculté de l'âme. Dès lors à quoi bon chercher des lois à un phénomène qui avait sa seule explication possible dans ce mot fatidique de « faculté », qu'on n'avait même pas besoin de songer à expliquer puisque, l'âme étant d'essence surnaturelle, divine, il n'y avait pas lieu de lui supposer des conditions ni dépendances ? Aussi les essais de conception et d'explication naturelles, expérimentales, de la pensée furent-ils toujours accueillis des orthodoxes avec un dédain profond et un défaut de compréhension que nous retrouvons encore de nos jours dans la plupart des esprits étrangers aux méditations scientifiques. »

Enfin, d'après M. Ch. Richet : « L'idée ou image est la mémoire d'une ou plusieurs sensations simples ou associées. L'idée simple est la reproduction, le souvenir, d'une sensation antérieure; par exemple, j'ai vu tout à l'heure la Seine et maintenant j'ai l'idée de la Seine qui se présente sous la forme d'une image analogue à la sensation antérieure. » (*Essai de psychologie générale*. F. Alcan, 1898, p. 148.)

En résumé, selon ces définitions, la pensée est une manière d'agir propre à certains tissus ; elle dérive de relations entre des sensations actuelles ou remémorées ; elle est une fonction de sensibilité.

ÉVOLUTION A TRAVERS LA SÉRIE DES ÊTRES

Du moment que les idées ont pour siège la couche de substance grise corticale, il semble certain à première vue que plus un cerveau sera volumineux, plus la quantité de sa substance grise sera grande, plus la qualité et la coordination de ses cellules seront parfaites, mieux il pourra travailler psychiquement, mieux la pensée s'élaborera facilement.

Nous avons vérifié cette assertion dans nos chapitres consacrés à l'historique et à la psychologie comparée. Nous avons vu le parallélisme entre la quantité et la qualité du cerveau d'une part, et le développement ou la puissance de travail, c'est-à-dire d'élaboration psychique, d'autre part. Nous avons constaté que chez les êtres inférieurs, il n'existait que l'acte réflexe automatique ou instinctif, mais qu'à mesure que l'on s'élevait dans la série des êtres, des idées apparaissaient d'autant plus nettes et claires, d'autant plus conscientes, d'autant mieux adaptées à leur objet que l'on se rapprochait du sommet de l'échelle.

Nous avons également observé qu'en même temps que la conscience des actes accomplis par les animaux se développait, il se produisait chez eux, à qui l'on a renié si longtemps la faculté de penser, des associations d'idées vraiment surprenantes. Rappelons ici l'exemple du chien de berger que nous avons précédemment cité dans notre chapitre de psychologie comparée.

Nous verrons en outre que sous l'influence des poisons cérébraux, ils sont soumis aux mêmes images mentales, aux mêmes hallucinations que les êtres humains. La pensée chez les animaux subit donc la même loi que celle qui régit la genèse et l'association des idées chez l'homme ; elle est de même nature, mais, comme pour nos frères inférieurs le champ d'élaboration est considérablement diminué, il est de toute évidence que la pensée y sera très médiocre, comparée à celle des grands cerveaux humains.

ORGANISATION DES IDÉES

Comment pouvons-nous concevoir l'organisation de l'idée dans les différents centres du cerveau ?

Nons avons vu dans notre chapitre d'anatomie et de physiologie, qu'il y avait dans cet organe des départements distincts pour des sensations différentes : les lobes occipitaux pour les sensations et les images visuelles ; la première circonvolution temporale pour les sensations auditives ; la circonvolution de l'hippocampe pour le goût, et la partie antérieure de cette même circonvolution pour l'olfaction ; enfin que les images motrices d'articulation avaient pour siège le pied de la troisième circonvolution frontale gauche. Nous avons vu en outre avec *Flechsig* que les centres de projection sont des centres de sensibilité générale et spéciale qui occupent un tiers seulement de la surface du cerveau : « Ces centres sont affectés par les sensations qu'ils perçoivent, ils réagissent par des mouvements d'habitude, adaptés à des fins, coordonnés » (p. 849). — « De chaque sphère sensitive ou sensorielle, rayonnent dans les centres d'association des systèmes d'association, si bien que ces faisceaux, partis des sphères tactiles, visuelles, olfactives, acoustiques, etc., affluent et se rencontrent dans ces centres » (p. 851).

Nous avons vu de même, comment les excitations externes,

mettant en branle notre système nerveux, se transmettaient au cerveau sous forme d'ondes avec une vitesse, que l'on a essayé de déterminer, pour venir exciter ces différents centres.

Si de ces données d'anatomie et de physiologie nous rapprochons les données des philosophes et des savants sur les idées et l'association des idées, telles que celles :

D'*Aristote :* « L'être, s'il ne sentait rien, ne pourrait ni rien savoir ni comprendre. — Point de pensées sans images, sans sensations, sans nutrition. »

De *Buffon :* « L'idée, l'idée concrète au moins, est une collection ou plutôt une association de sensations. »

Et d'*Herbert Spencer (Principes de psychologie*, t. II, p. 499) : « Un autre élément d'importance égale entre dans la conception. Ce qui pour notre pensée constitue un corps, c'est ce qui relie d'une manière permanente ces états vifs infiniment variés que nous donne le corps, quand nous changeons par rapport à lui et quand il change par rapport à nous.

« Lorsque, dans l'examen de l'argumentation de Hume, nous recherchions ce qu'il entendait en affirmant l'existence des impressions, et en concluant que les impressions et leurs copies faibles, les idées, sont les choses connues qui existent, nous avons trouvé que les impressions n'ont d'existence que dans un sens tout à fait différent du sens ordinaire. Si nous remarquons comment la quantité innombrable d'impressions différentes que nous apporte un objet duquel nous nous approchons, ou autour duquel nous tournons, changent d'instant en instant, nous voyons que, si un de ces états de conscience vifs, ou un groupe de ces états, doit être regardé comme ce qui existe, l'existence est alors synonyme d'absence de persistance.

« Ici, par contre, nous avons à remarquer que ce qui persiste et ce qui par conséquent doit être dit exister, c'est le nexus de ces apparences toujours changeantes. Je marche autour d'un petit objet ou, s'il est de petite dimension, je le retourne dans ma main ; et des taches de couleur diversement conformées et des autres états de conscience notables qu'il me fournit, pas un ne reste le même plus d'un instant : chaque impression peut passer en une seconde par une vingtaine de phases différentes. Cependant chacune est continue à travers toutes ces métamorphoses, et chacune garde une certaine continuité dans ses relations changeantes avec ses voisines : toutes changent semblablement et sont semblablement cohérentes. De plus, leur cohésion est telle, qu'après que j'ai fait entièrement le tour de l'objet ou, s'il est de petite dimension, que je l'ai entièrement retourné dans ma main, chaque tache colorée réapparaît à mes yeux et reprend la forme qu'elle avait la première fois aussi bien que les mêmes relations qu'elle soutenait avec les autres taches. Et encore, si je me retire de façon à ce que ce groupe de sensations claires disparaisse complètement et si pendant des années je m'abstiens d'exécuter les mouvements nécessaires opposés pour qu'il réapparaisse dans ma conscience, je ne trouve pas moins qu'au moment où je réexécute ces mouvements, ce groupe se présente avec ses parties essentiellement les mêmes, unies entre elles dans des rapports essentiellement semblables.

« *Ainsi donc, parmi tous les changements, il y a quelque chose de permanent. Aucun de ces états notables de ma conscience n'avait de permanence ; et la seule chose qui eût de la permanence était ce qui n'a jamais été un état notable de ma conscience, ce quelque chose qui maintenait unis ensemble les états notables, ou qui les liait en un groupe.* »

Dans ces passages d'Herbert Spencer : « Ici, par contre, nous avons à remarquer que ce qui persiste, et ce qui par conséquent doit être dit exister, c'est le nexus de ces apparences toujours changeantes » et : « Ainsi donc, parmi tous les changements, il y a quelque chose de permanent. Aucun de ces états notables de ma conscience n'avait de permanence ; et la seule chose qui eût de la permanence était ce qui n'a jamais été un état notable de ma conscience, ce quelque chose qui maintenait unis ensemble ces états notables, ou qui les liait en un groupe », nous croyons comprendre qu'il veut parler d'associations de sensations ; que pour lui, ces associations forment un tout, un agrégat dans notre cerveau ; organisation qui n'est pas consciente, mais n'en sera pas moins l'idée actuelle ou remémorée, suivant que cette organisation, cet agrégat désormais à l'état latent dans le cerveau sera mis en état de réagir, revivifié sous l'influence d'une excitation quelconque. En conformité de cette interprétation, nous dirons que l'idée est l'agrégat qui peut rester chez nous à l'état latent, mais peut se manifester à nouveau (mémoire) à la suite d'une excitation et avoir pour nous une manifestation interne, « vision intérieure d'Armand Gautier », ou bien une manifestation externe qui se communique par des signes, des paroles ou des actes.

L'exemple suivant de *Gilbert Ballet* dans le *Langage intérieur* (p. 7) va nous servir pour la démonstration du problème ainsi posé :

« Voyons, si l'on veut, comment l'enfant acquiert l'idée de l'objet cloche. La cloche résonne à son oreille. Les vibrations sont transmises par l'intermédiaire du nerf acoustique jusqu'au nerf auditif commun, c'est-à-dire jusqu'aux éléments de l'écorce destinés à percevoir les sons et les bruits. Les cellules constitutives de ce centre sont ébranlées d'une certaine façon, et l'ébranlement, la vibration; sont conservés par les cellules qui sont dès lors fonctionnellement différenciées. Le son de la cloche figurera désormais parmi les dépôts cérébraux, et le dépôt, on le conçoit, sera d'autant plus persistant et durable que les cellules différenciées auront plus souvent perçu les vibrations de la cloche. L'enfant qui a la sensation et le souvenir du son n'a pas encore l'idée de la cloche. L'idée de cet objet suppose en effet l'association de différents souvenirs, de différentes images résultant de plusieurs impressions sensorielles, impression visuelle qui révélera au sujet la forme générale de l'objet, ses reliefs, sa couleur, impression tactile qui servira à préciser la forme et donnera la notion de la consistance de la cloche. Bref, l'enfant n'aura l'idée complète de l'objet cloche que du moment où l'intelligence aura associé les unes aux autres les images auditives, visuelles, tactiles. Ces images diverses, perçues simultanément par les divers sens (association de contiguïté) sont pour ainsi dire centralisées par l'intellect, et de telle façon que l'image visuelle de la cloche réveillera l'image auditive et réciproquement. »

Discutons maintenant cette citation ; cela nous permettra de bien nous faire comprendre.

1° M. *Gilbert Ballet* pense-t-il qu'il faille à l'enfant des sensations de différente nature, visuelles, auditives, tactiles, etc., pour qu'il naisse en son cerveau une idée ? Croit-il qu'un aveugle n'ayant jamais eu de sensations tactiles de l'objet cloche, mais en ayant entendu résonner un certain nombre, n'aura pas un certain nombre de résidus auditifs associés et que ce rapport entre ces résidus ne sera pas une idée ?

Pour nous, ce sera une idée qui certes ne sera pas la même que celle des personnes qui sonnent la cloche ou qui l'ont fondue.

L'aveugle, avec son agrégat composé de résidus auditifs, aura, disons-nous, une idée ; pour les autres personnes, ces résidus n'auront fait que s'augmenter de nouvelles sensations de même nature, auditive, ou de nature différente, visuelle, tactile, etc. qui seront venues en s'associant aux premières, les compléter. Mais dans un cas ou dans l'autre, peut-il y avoir « idée complète » ? Non, car cette idée complète n'existe pas. Tous les jours, soit par des procédés nouveaux d'investigation, soit par des constatations nouvelles, nous complétons les résidus antérieurs ; les associations, les rapports, les agrégats, sont donc modifiés ; c'est-à-dire que les idées se complètent ou se désagrègent, acquérant d'un côté ou perdant de l'autre ; aussi ne pouvons-nous jamais dire que nous avons une idée complète d'un objet.

Tandis qu'un ignorant n'aura comme agrégat que deux ou trois résidus associés d'un objet, le savant au contraire aura un agrégat capable de fournir la matière de plusieurs volumes, et cependant, celui-ci proclamera qu'il est des choses, au sujet de cet objet, qu'il ignore, qui lui échappent à cause du défaut de ses moyens d'investigation.

Supposons un instant un indigène de l'Afrique centrale nouvellement débarqué à Paris, visitant le musée du Louvre et examinant la *Vénus* de Milo ; il n'aura de cette statue que des sensations visuelles, et il n'est guère possible d'affirmer qu'il n'en gardera pas un certain nombre de souvenirs associés, qu'il n'en aura pas une idée susceptible de se manifester dans la suite, comme nous l'avons dit plus haut, soit par une vision intérieure, soit extérieurement par des paroles ou par des actes.

Ainsi, nous ne pouvons nier, tout d'abord, que des sensations de même nature, associées, ne puissent donner lieu à des résidus associés, à des idées.

2° M. *Gilbert Ballet* dit : « Du moment où l'intelligence aura associé les unes aux autres les images auditive, visuelle, tactile, etc. ». L'expression « l'intelligence aura associé » est de trop, et Herbert Spencer l'a fort bien compris quand il a dit : « et la seule chose qui eût de la permanence était ce qui n'a jamais été un état notable de ma conscience — ce quelque chose qui maintenait unis ensemble ces états notables, ou qui les liait en un groupe ». En effet, si nous nous reportons aux centres de projection et centres d'association, nous voyons « qu'ils sont affectés par les sensations qu'ils perçoivent et qu'ils réagissent par des mouvements d'habitude, adaptés à des fins, coordonnés », que « de chaque sphère sensitive ou sensorielle », où sont déjà coordonnés des résidus, « rayonnent dans les centres d'association des systèmes d'association, si bien que ces faisceaux, partis des sphères tactiles, visuelles, olfactives, acoustiques, etc., affluent et se rencontrent dans ces centres ». Ainsi, ces agrégats divers, dispersés dans les différents centres du cerveau, sont reliés, sont associés par des fibres d'association donnant lieu à des idées plus complètes, plus générales, à des associations d'idées ; mais, dans tout ceci, l'intelligence n'y est pour rien, et, comme le dit Spencer, ce travail, cette élaboration, cette coordination se fait *inconsciemment*. L'intelligence, d'ailleurs, n'est pas une faculté, une puissance, elle n'est que l'ensemble des phénomènes psychiques, elle ne peut rien diriger, puisqu'elle n'est qu'un résultat.

3° Pour cette raison, nous critiquons aussi ces termes : « images, pour ainsi dire centralisées par l'intellect... »

Nous partageons l'opinion que tous les agrégats épars dans les différents centres visuels, auditifs, olfactifs, etc..., viennent, par des faisceaux d'association, s'associer dans les centres d'association, si bien « que l'image visuelle de la cloche réveillera l'image auditive et réciproquement ».

Cette façon de comprendre les phénomènes de la pensée nous permettra d'expliquer et de comprendre un cas très curieux, celui de Laura Bridgemann, rapporté par Kussmaul (1) (*le Langage intérieur*, de G. Ballet, p. 57).

Cette jeune fille, devenue aveugle et sourde à l'âge de deux ans, n'était en possession que du sens du toucher. Extraordinairement intelligente, elle n'était, il est vrai, pas capable d'apprendre la parole vocale ; mais, grâce à la pénétration et à l'activité de son maître Howe, elle fut mise en possession du monde de pensées de son entourage par la parole du toucher. Malgré sa grande activité intellectuelle, sa mémoire étonnante, un grand instinct d'imitation et un sens du toucher merveilleusement propre à être cultivé, elle ne s'était pas, dans la maison paternelle, sous les soins de sa mère, plus développée qu'un animal intelligent pour l'éducation duquel on se serait donné beaucoup de peine. Elle différenciait dans la maison paternelle les objets les uns des autres, d'après leur forme, poids et chaleur. Elle imitait les mouvements de sa mère dont elle sentait les mains et les bras, et apprit même à coudre et à tricoter un peu. En peu de mois, son état intellectuel se modifia d'une façon étonnante, grâce à la parole que lui apprit le docteur Howe, auprès duquel elle arriva à l'âge de sept ans. Il fit appliquer sur toutes les choses communément usuelles, telles que couteau, fourchette, cuillère, clef, des cartes sur lesquelles le nom de l'objet était écrit en caractères élevés. Laura remarqua que les lignes courbes du mot cuillère étaient aussi différentes des lignes courbes du mot clef que les objets l'étaient eux-mêmes ; alors on lui mit entre les mains des cartes avec les mêmes mots imprimés. Elle remarqua bientôt la similitude des lettres des

(1) Kussmaul, *Des Troubles de la parole*, trad. française. Paris, 1884, p. 22.

mots appliqués sur les cartes avec celles des noms d'objet, et comme preuve elle mit la carte du mot clef sur la clef et la carte du mot cuillère sur la cuillère. Plus tard on lui donna les lettres isolément et elle les disposa de façon à faire les mots : livre, clef ; on les mit en tas, on laissa Laura chercher elle-même les lettres et les réunir sous les mots : livre, clef.

Jusque-là, dit le docteur Howe, l'acte avait été mécanique et le résultat à peu près aussi grand que si l'on apprenait à un jeune chien intelligent divers tours d'habileté. La pauvre enfant était assise dans un état d'étonnement muet et imitait patiemment tout ce que lui prescrivait son maître. Mais, dès lors, la lumière de la vérité parut s'élever chez elle, et son intelligence commença à travailler ; elle remarqua qu'elle avait le moyen de créer un signe de ce qui se trouvait devant son âme et de le montrer à une autre âme, et dès lors sa physionomie rayonna d'intelligence humaine.

Cet exemple prouve bien que la pensée n'était pas innée, n'existait pas à l'état d'âme, comme dit le docteur Howe, chez cette jeune personne, douée en vérité d'une grande activité intellectuelle, d'une mémoire étonnante. Si on n'avait pas trouvé le moyen de la mettre en communication avec ses semblables par une méthode de conversation adaptée à son sens tactile, elle n'aurait jamais eu dans le cerveau que des résidus de sensations tactiles qui, pour elle, auraient été des idées, des représentations mentales, composées seulement de sensations tactiles, associées, actuelles ou remémorées, des ustensiles de ménage de la maison paternelle différenciés d'après leurs *forme*, *poids* et *chaleur*.

Lorsqu'il put s'organiser dans son cerveau un assez grand nombre de résidus associés du langage par le toucher et qu'alors il lui fut possible de communiquer à ses semblables ses représentations mentales (qui, chez elle, avaient comme points de départ les sensations tactiles) et de recevoir d'eux les leurs, elle fut à même, non seulement de meubler son cerveau des idées qui s'y élaboraient sans le secours d'autrui, mais encore de recevoir d'autrui des idées tout élaborées dont elle put garder les traces ou souvenirs.

Malgré sa grande activité intellectuelle, Laura Bridgemann dut avoir un cerveau bien incomplet, car il fut toujours inculte des autres sensations, visuelles, auditives, les plus importantes, pourrait-on dire, et qui auraient donné à ses représentations une qualité que certainement elles ne pouvaient avoir et qui, forcément, la privèrent d'une quantité d'idées qu'elle n'eut jamais.

Notre théorie fournit pour le cas de Laura une explication très suffisante en même temps que très naturelle. Si cela est admis, la véracité de cette théorie se trouve singulièrement fortifiée.

Nous venons de voir comment s'est formée l'idée de l'objet ou plutôt l'image mentale de l'objet, et nous avons pu constater que la définition qu'en avait donnée Buffon était très bonne : « L'idée, concrète au moins, est une association de sensations. »

De plus, nous avons dit avec Herbert Spencer et nous dirons plus loin avec Binet, que ces résidus de sensations s'associent dans notre cerveau inconsciemment et avec la fatalité d'un réflexe.

Mais nous ne pouvons nous en tenir là ; l'homme possède le langage qui lui sert à exprimer ses idées. Nous serions forcément incomplet, si nous ne nous en occupions pas. C'est l'image du mot ou du signe qui crée le langage. Nous allons voir comment cette image mentale naît dans notre cerveau, comment elle vient s'associer à l'image mentale de l'objet, permettant ainsi à l'homme de communiquer avec ses semblables par un langage approprié.

L'image mentale du mot étant en réalité indépendante de celle de l'objet, nous comprenons très bien comment une personne, devenant aphasique, pourra néanmoins conserver l'idée ou l'image de l'objet. Et nous nous expliquerons aussi — le mot étant comme l'idée, une association de sensations — qu'un ordre de ces sensations ayant disparu, l'homme puisse n'être aphasique que pour un certain ordre de sensations.

Le mot ou le signe est un agrégat, une image mentale, composée d'un certain nombre de résidus associés. Il peut ne pas avoir la même composition, suivant que nous avons affaire, soit à ce que l'on appelle chez l'homme le type indifférent, soit à un sourd-muet, soit à un aveugle; ou bien encore ne pas avoir la même qualité, suivant qu'on a affaire à des visuels, à des auditifs ou à des moteurs.

C'est ainsi qu'on entend un sourd-muet dire :

« Quand je pense, je sens que mes doigts agissent, bien qu'ils soient immobiles; je vois intérieurement l'image que produit le mouvement de mes doigts. » (E. Fournier, *Essai de psych.*, 2e partie). Tandis qu'au contraire, la plupart d'entre nous, durant la réflexion, entendent « les mots qui expriment notre pensée, comme si une voix intérieure parlait délicatement à notre oreille ». — « C'est le soir, dit M. Egger (1), quand la lampe est éteinte, quand nous avons renoncé pour un temps à l'activité réfléchie, à l'intelligence raisonnable, à la conscience; nous avons abdiqué, nous demandons à jouir du repos ; mais le sommeil réparateur se fait attendre ; tourmentés par l'insomnie nous ne pouvons faire taire notre pensée; nous l'entendons alors, car elle a une voix, elle est accompagnée d'une parole intérieure, vive comme elle et qui la suit dans ses évolutions; non seulement nous l'entendons, mais nous l'écoutons. »

Nous voyons que chez le sourd-muet, le mot qui s'associe à l'idée est une image surtout tactile, tandis que chez le type indifférent, il est une image surtout auditive.

De quoi le mot est-il composé?

D'un certain nombre d'images associées, qui sont chacune une association de sensations. Il est aisé d'analyser ces sensations, au moyen de l'étude du processus qui s'élabore dans le cerveau de l'enfant à qui l'on apprend à parler, à lire ou à écrire.

Le mot est composé de :

1o Image auditive (mot entendu).
2o Image visuelle (mot lu).
3o Image motrice d'articulation (mot parlé).
4o Image motrice graphique (mot écrit).

(1) Egger, *la Parole intérieure, essai de psych. descriptive*. G. Baillière, 1887.

CHEZ LE SOURD-MUET :

1° Image visuelle du mot.
2° Image visuelle du signe.
3° Image motrice du signe.
4° Image motrice graphique.

CHEZ L'AVEUGLE :

1° Image auditive du mot.
2° Image tactile du mot.
3° Image motrice d'articulation.
4° Image motrice graphique.

Il faut remarquer, de même que nous l'avons fait pour l'idée de l'objet, que la connaissance, c'est-à-dire l'image du mot, peut exister à l'état de simple agrégat d'une seule espèce de ces sensations.

Il est bien certain, par exemple, qu'un chien peut conserver l'image mentale du mot, n'en ayant reçu que des sensations auditives, et sans l'associer à l'image motrice d'articulation qui n'existe pas chez lui.

Le mot, chez l'homme, présente au début une association beaucoup plus simple que celle qui existe dans la suite : « La notion du mot résulte de l'évocation simultanée des images motrice d'articulation et auditive... La notion même du mot réside essentiellement dans l'union de son image auditive et de son image motrice d'articulation.

Ces deux images sont, d'ailleurs, les premières qui s'impriment dans le cerveau de l'enfant. Celui-ci apprend d'abord la notion des mots par l'ouïe. La mère répète à chaque instant le même mot... Mais elle frappe la vue en même temps que l'ouïe : elle met son fils en face d'elle et prononce le mot lentement, en le décomposant par syllabes, en même temps qu'elle exagère les mouvements des lèvres nécessaires pour prononcer le mot; et l'enfant regarde attentivement les lèvres de sa mère, puis s'essaie à répéter le mouvement des lèvres et le son entendu.

Ainsi s'opère chez lui l'association des images auditives et motrices d'articulation, au moyen de l'éducation qui met en jeu toujours les mêmes centres au début de la vie; ces centres sont en date les premiers qui reçoivent les premières impressions de l'enfant. » (V. *De l'Aphasie sensorielle*, Dr Mirallié, p. 70. Steinheil, 1896.)

Ce sont les seuls résidus des sensations auditives et visuelles qui constituent le mot chez les personnes ne sachant ni lire ni écrire; mais l'éducation crée dans le cerveau les images visuelles du mot (lecture), puis les images motrices graphiques (écriture) qui, venant s'associer aux premières, complètent la notion, la connaissance du mot.

Maintenant que nous savons comment l'idée objective s'est élaborée dans le cerveau et que nous avons assisté à l'enfantement du mot, disons que des associations interviennent entre les différentes images mentales des mots et les différentes images mentales des objets et de telle façon que, dans le langage ordinaire, il nous arrive souvent de confondre l'image mentale du mot avec l'image mentale de l'objet. Il faut bien nous garder de cette confusion :

Le mot ou le signe, agrégat d'images dans le cerveau, n'est que le valet, le serviteur de l'idée qui est aussi un agrégat d'images; c'est l'instrument qui nous permet de communiquer cette « vision intérieure » (idée) à nos semblables. C'est ce qui a fait dire à M. *Gilbert Ballet* : « Le mot n'est que l'étiquette de l'idée. » (*Op. cit.*, p. 9.)

Mais en réfléchissant, avons-nous bien raison de dire : le mot est l'auxiliaire, l'étiquette de l'idée? Qu'il s'agisse du signe, du mot ou de l'idée, il faut toujours parler d'images mentales, de « visions intérieures », qui sont absolument de même nature, c'est-à-dire qui sont des associations de sensations. Dès lors, pourquoi dirions-nous plutôt : l'image mentale du mot est l'auxiliaire de l'image mentale de l'objet, que l'image mentale de l'objet est l'auxiliaire de l'image mentale du mot? Ce qu'il y a de certain, c'est qu'elles viennent au secours l'une de l'autre, c'est qu'elles se complètent l'une l'autre, mais qu'elles peuvent parfaitement exister l'une sans l'autre.

Les deux exemples qui vont suivre nous éclaireront à ce sujet :

1° J'ai présente à l'esprit l'*image visuelle mentale* d'un monsieur que j'ai vu plusieurs fois, dont je connais le nom; je le vois bien, dans ma vision mentale, je raconte ses faits et gestes, le lieu où je l'ai connu; mais quand vient le moment de prononcer son nom, je ne peux le trouver, il a disparu de ma mémoire, ou du moins, l'image mentale du mot est encore inscrite, mais elle n'est plus en relation avec l'image de l'objet. J'aurai beau souhaiter que les deux images soient mises en présence, ce souhait sera vain. Ce sera tout à coup, à l'improviste, à un moment indéterminé que le mot apparaîtra. Peut-être le mot sera-t-il perdu à tout jamais.

2° J'entends crier dans la rue le nom d'une personne. Le mot entendu signifie bien pour moi quelque chose : j'ai conservé *la mémoire auditive du nom* et j'y associe vaguement une mémoire visuelle : je crois me rappeler avoir vu quelque part la personne à qui le nom s'applique, mais je ne me rappelle ni la personne elle-même, ni l'endroit précis où je l'ai vue.

Dans la suite quelqu'un que j'interroge, me donne des détails qui me font souvenir immédiatement de la personne elle-même, des circonstances et du lieu où je l'ai vue.

Ainsi, dans le premier cas, je vois l'image de l'objet escortée d'un certain nombre d'images, parmi lesquelles ne se trouve point l'image du mot, et dans le deuxième, je vois l'image du mot escortée d'un certain nombre d'images, parmi lesquelles ne se trouve point l'image de l'objet. Au point de vue théorique, les deux exemples ont autant de valeur : dans l'un et dans l'autre, il s'agit de l'absence d'une image mentale, de l'objet ou du mot, peu importe ; mais au point de vue pratique il n'en est pas de même à notre avis, car l'image mentale de l'objet a une plus grande importance que celle du mot.

Aussi acceptons-nous ce passage de *M. E. Fournié*, cité par *G. Ballet* : « Sans le langage, on ne saurait concevoir une intelligence, active, aisée, régulière, progressive, mais on peut concevoir une intelligence. Il est impossible de bien penser sans signes, mais il est possible de penser. ».

Il nous serait facile d'observer que certaines images mentales sont, au point de vue de la pensée et du raisonnement, d'une valeur, d'une utilité bien plus grandes que d'autres ; nous voyons des animaux supérieurs et des hommes privés du langage articulé ou même du langage des signes, ou du moins ne possédant qu'un langage très rudimentaire, avoir une saine compréhension des temps, des lieux, des choses, des objets et se suffire à eux-mêmes. Mais la réciproque n'est pas vraie et un homme privé des images mentales, des lieux et des objets, des images visuelles particulièrement, est un impotent, incapable de se suffire. Boileau a donc commis une erreur en disant :

« Ce que l'on conçoit bien s'énonce clairement,
Et les mots pour le dire arrivent aisément. »

Examinons maintenant comment les images mentales (idées) s'associent entre elles et spécialement comment l'image (idée) de l'objet s'associe à l'image (idée) du mot.

Il n'est pas difficile d'expliquer la genèse des images mentales de l'objet et du mot chez les enfants et de montrer leur association. Faisons cette remarque préliminaire que ces deux sortes d'images s'organisent en même temps.

« Nous nommons à un petit enfant tel objet particulier déterminé, et avec un instinct d'imitation semblable à celui des perroquets et des singes, il répète le nom qu'il vient d'entendre.

Vous prononcez devant un bambin dans son berceau le mot *papa*, en lui montrant son père ; au bout de quelque temps, à son tour, il bredouille le même mot, et vous croyez qu'il l'entend au même sens que vous, c'est-à-dire que ce mot ne se réveillera en lui qu'en présence de son père. Point du tout ; quand un autre monsieur, c'est-à-dire une forme pareille, en paletot, avec une barbe et une grosse voix, entrera dans la chambre, il lui arrivera souvent de l'appeler aussi papa (1). »

D'après notre théorie, voici ce qui s'est passé : les cellules

(1) Taine. *De l'Intelligence*, t. I, 8e éd., p. 46.

visuelles diversifiées qui ont conservé l'empreinte de la physionomie d'un homme, c'est-à-dire « une forme en paletot, avec une barbe et une grosse voix », se sont associées avec celles qui ont comme résidu les vibrations auditives et celles qui tiennent sous leurs dépendances les mouvements de l'articulation qui entrent dans la prononciation du mot *papa*. Aussi qu'arrivera-t-il ? c'est qu'à la première occasion un agrégat réveillera l'autre et réciproquement ; mais, lorsque l'enfant commettra une erreur sur la personne de son père, les parents feront tout ce qu'ils pourront pour la lui corriger, et alors il se formera de nouvelles associations, jusqu'à ce qu'une dernière, exacte, se produise qui réapparaîtra toujours identique à elle-même, identique à l'organisation qui existe dans les autres cerveaux humains.

Voici un autre exemple très suggestif en ce sens qu'il nous permettra d'expliquer la genèse de beaucoup d'idées fort curieuses et bizarres :

Une petite fille de dix-huit mois rit de tout son cœur quand sa mère et sa bonne jouent à se cacher derrière un fauteuil ou une porte et disent : « Coucou ». En même temps, quand sa soupe est trop chaude, quand elle s'approche du feu, quand elle avance ses mains vers la bougie, quand on lui met son chapeau dans le jardin parce que le soleil est brûlant, on lui dit : « Ça brûle ». Voilà deux mots notables qui l'ont fortement impressionnée et qui nécessairement se sont associés dans son cerveau.

« Un jour, sur la terrasse, voyant que le soleil disparait derrière la colline, elle dit : « A bule coucou ».

Nous voyons là le début d'une association d'idées qui ne fera que croître et se développer peu à peu, parallèlement au développement du cerveau et à l'organisation dans les différents centres des excitations extérieures ; c'est ce que nous appelons raisonnement, jugement, etc.

Cette expression qui nous paraît fort drôle, « a bule coucou », n'est que très naturelle. L'enfant voit une chose qui la frappe, c'est le soleil se cachant derrière la colline ; or elle a emmagasiné dans son cerveau quatre agrégats de sensations ou quatre images : 1° elle a une image mentale du fait, disparaître, se cacher ; 2° une deuxième du mot coucou ; 3° une troisième de l'objet qui luit et qui est chaud ; 4° une quatrième du mot a bule. Entre les deux premiers agrégats, il se produit une association (l'action de se cacher, c'est coucou) ; entre les deux derniers, il s'en produit une autre (l'objet qui luit, c'est a bule). Puis entre la première association et la deuxième, apparaît, si l'occasion s'en présente, une association d'un ordre plus élevé (a bule coucou). Ainsi pour nous résumer, nous observons chez l'enfant, d'abord deux associations de deux agrégats de sensations ou mieux de deux idées-images qui se sont réveillées réciproquement et, en dernier lieu, une association entre les deux associations d'idées qui se sont également réveillées réciproquement.

Si l'homme restait à ce degré dans ses opérations intellectuelles, ses associations d'idées seraient certes fort rudimentaires ; elles ne seraient pas supérieures à celles de certains animaux, qui nous sont révélées d'une façon très précise au moyen du langage articulé. A ce sujet Darwin, cité par Romanes (*l'Évolut. mentale chez l'homme, origine des facultés humaines*, p. 130), a écrit les lignes suivantes :

Il est certain que quelques perroquets à qui l'on a appris à parler, unissent infailliblement des mots aux choses, et les personnes aux événements. J'ai reçu plusieurs récits détaillés à cet effet : L'amiral sir J. Sullivan, que je sais être un observateur sérieux, m'a assuré qu'un perroquet d'Afrique, gardé longtemps dans la maison de son père, appelait sans se tromper certaines personnes de la maison aussi bien que des visiteurs, par leur nom. Il disait bonjour à chacun, au déjeuner, et bonsoir quand on s'apprêtait à gagner sa chambre la nuit venue, et jamais il n'intervertissait l'ordre de ses salutations. Au bonjour qu'il adressait au père de M. J. Sullivan il avait l'habitude d'ajouter une courte phrase qui ne fut jamais répétée après la mort de celui-ci. Il gronda avec violence un chien étranger qui était entré dans la pièce par une fenêtre ouverte, et il gronda un autre perroquet en disant : « *vous vilain Polly* », qui était sorti de sa cage et qui mangeait des pommes sur la table de cuisine.

Si j'ai cité cet exemple, ce n'est pas qu'on ne puisse mieux trouver au point de vue de l'association des idées chez les animaux supérieurs comme le chien, l'éléphant ou l'orang, mais je voulais surtout montrer l'association des idées exprimées par des mots employés avec leur juste valeur.

Si l'homme ne s'arrête pas à des associations d'idées pour ainsi dire rudimentaires et enfantines, c'est qu'il a un cerveau autrement puissant et volumineux que celui des animaux, c'est que la couche de substance grise est chez lui principalement développée, c'est que la qualité de ses cellules nerveuses acquiert une finesse toute particulière; *c'est ainsi qu'il a un centre du langage extrêmement développé*. Il faut évidemment des myriades de cellules nerveuses pour servir de dépôts et pouvoir enregistrer toutes les excitations tant externes qu'internes. Songeons que « le nombre approximatif des cellules nerveuses est de 600 millions, d'après *Meynert;* de 1200 millions d'après sir *Lionel Beale;* le nombre des fibres de 4 ou 5 milliards. Il est après cela facile de comprendre que, chaque cellule nerveuse dût-elle ne recevoir qu'une impression, le nombre en est assez grand pour suffire aux exigences de la vie entière d'un homme. » (Emile Ferrière, *l'Ame est la fonct. du cerveau*, t. I, p. 289.) Du reste, il est probable que le dépôt de certaines cellules disparaît à un moment donné et que, si l'excitation primitive n'est pas renouvelée, la cellule peut désormais servir à de nouvelles impressions.

Flechsig, par ses découvertes extrêmement curieuses et intéressantes, nous fait assister pour ainsi dire pièces en main et la carte du cerveau sous les yeux, à la genèse et au parcours suivi par les idées.

« Ainsi de chaque sphère sensitive ou sensorielle rayonnent dans les centres d'association des systèmes d'association, si bien que ces faisceaux partis des sphères tactiles, visuelles, olfactives, auditives, etc., affluent et se rencontrent dans ces centres. Anatomiquement, ce sont donc bien des centres d'association. Ils ne séparent pas les aires corticales de sensibilité : ils *les unissent* au contraire, *mais plusieurs mois après la naissance*, et beaucoup plus tard encore avec les adaptations fonctionnelles des différentes régions du corps aux milieux, aux habitudes, aux mouvements de la vie de relation. » — « L'éveil de l'intelligence et des fonctions supérieures de l'entendement humain apparaît avec la myélinisation des centres des systèmes d'association. »

Il suit de là que si l'un quelconque de ces centres d'association ou de projection est frappé d'arrêt dans son développement pendant la vie intra ou extra-utérine, l'intelligence sera plus ou moins modifiée et diminuée. Qu'un centre, au contraire, vienne chez certains hommes à prendre une extension extraordinaire, ces hommes seront capables de se distinguer des autres par un talent, par un génie en relation avec ce centre.

C'est ainsi que Bertillon le père, que Broca, qui avaient tous deux un talent de parole très ordinaire, furent des intelligences les plus vastes de leur temps ; Gambetta, dont le cerveau était petit, au-dessous de la moyenne, mais possédait des circonvolutions extrêmement sinueuses et développées en même temps qu'une particularité extrêmement curieuse et probante (une localisation double des images motrices d'articulation), fut un des plus grands orateurs, le type de l'improvisateur éloquent. (Laborde, Communicat. à l'Acad. de Médecine : *le Cerveau de Gambetta*.)

Avant d'en finir avec cette question de l'organisation des idées, je tiens à citer un cas qui a été soumis à mon observation personnelle. Un de mes amis me raconta qu'ayant fait un cadeau à sa fille, enfant de six ans, fort intelligente, il lui demanda si elle était contente, et qu'elle lui répondit : « Oui, comme le loup qui se promène dans le bois. » Mon ami fut tout étonné de cette réponse, n'ayant jamais rien dit de semblable devant son enfant et il questionna plusieurs personnes sur le sens à donner à cette réponse. Or, il était à remarquer que cette enfant manifestait très souvent le plaisir qu'elle éprouvait, lorsqu'elle se promenait ; que de plus, son père la menait très souvent au Jardin des Plantes et qu'elle aimait beaucoup le loup qui dans son étroite cage, a l'air bien triste et bien misérable. Ainsi deux idées existaient chez elle, avec intensité : l'amour de la promenade et la sympathie pour le loup ; l'occasion se présentant, elles ont réveillé un certain nombre d'agrégats organisés dans le cerveau avec la fatalité d'un réflexe et amené une réponse très facilement explicable, mais extraordinaire pour les personnes qui n'ont pas cherché à distinguer les diverses associations d'idées qui se sont produites et sont les suivantes : 1re association (je suis très heureuse quand je me promène) ; 2e association (le loup du Jardin des Plantes n'est pas du tout heureux, parce qu'il ne peut pas se promener, ce qui revient à : le loup est très heureux lorsqu'il se promène) ; 3e association ou association de la 1re et de la 2e (je suis aussi heureuse quand je me promène, que le loup est heureux quand il fait la même chose) ; 4e association (je suis contente du cadeau que mon père m'a fait) ; 5e association ou association entre la 1re et la 4e (j'en suis aussi contente que je le suis, lorsque je me promène) ; 6e association ou association entre la 3e et la 5e (j'en suis aussi contente que le loup pareil à moi est content lorsqu'il se promène).

Cette opération intellectuelle qui a abouti à une réponse paraissant inventée de toutes pièces n'est en réalité qu'un peu plus développée que celle dont nous avons parlé précédemment et qui a eu pour résultat « Abule coucou ».

Nous ne pouvons mieux finir notre aperçu sur l'organisation des idées qu'en disant que nous partageons entièrement l'opinion de *Flechsig*, commentée par *Van Gehuchten* et par *J. Soury* : « Tout ce qui existe dans nos sphères intellectuelles nous vient de nos sphères sensorielles et tout ce qui existe dans nos sphères sensorielles nous arrive par nos fibres centripètes du dedans et du dehors. Nous n'avons et ne pouvons avoir dans nos sphères intellectuelles que ce qui nous a été amené par les sens. »

A première vue, cette opinion peut paraître extraordinaire ; mais elle résiste à l'examen : il est certain que nous ne créons rien, que nous n'inventons rien ; nous ne possédons aucune connaissance qui ne nous vienne de ce qui existe en dehors de nous ; *nous ne sommes que des êtres enregistrant avec nos centres de projection, plus ou moins facilement, les excitations tant externes qu'internes, et les associant d'une façon plus ou moins particulière et nouvelle, plus ou moins remarquable, plus ou moins géniale, suivant la qualité, l'énergie, la vigueur et le nombre de nos cellules nerveuses constituant nos centres de projection et nos centres d'association.*

La pensée a comme point de départ les sensations successives qui s'associent et s'organisent dans le cerveau, en y laissant des résidus qui, revivifiés et remémorés, seront des images, et comme champ d'élaboration, l'association de plus en plus étendue, de plus en plus compliquée de ces résidus, de ces images. Nous concevons bien ce point de départ, mais nous ne voyons pas le point terminus ; c'est que le champ d'élaboration s'élargit ou peut s'élargir de jour en jour, suivant les aptitudes ou les qualités propres à tel ou tel cerveau.

DES IMAGES MENTALES

Nous avons beaucoup parlé d'images mentales, aussi estimons-nous qu'il ne serait pas inutile de nous étendre un peu à leur sujet.

Aristote disait qu'on ne pouvait penser sans « images sensibles » et *Willis*, en 1622, que, « les images, ce sont les traces ou les vestiges des objets sensibles », que « toute impression sensible peut donc en pénétrant dans les plis de l'écorce, y réveiller les images qui y existent à l'état latent ». Cette dernière définition est encore la bonne, et nous pouvons dire que l'image est une association de sensations, perçue dans le lieu même qui en est le siège.

D'après M. *Alfred Binet* (*la Psychologie du raisonnement*, p. 10) : « L'élément fondamental de l'esprit est l'image. » — « Le raisonnement est une organisation d'images, déterminée par les propriétés des images seules. Il suffit que les images soient mises en présence pour qu'elles s'organisent et que le raisonnement s'ensuive avec la fatalité d'un réflexe. »

Taine (*De l'Intellig.*, t. II, p. 75) et *Galton* (*Inquiries into human faculties*, p. 83) ont démontré que chaque image est une sensation spontanément renaissante, en général plus simple et plus faible que l'impression primitive, mais capable d'acquérir dans des conditions données une intensité si grande, qu'il semble qu'on revoit l'objet extérieur. Nous acceptons ces données, mais en faisant remarquer que l'image est plutôt une association de sensations qu'une sensation et en entendant les mots « spontanément renaissante » au sens de : « qui peut être spontanément renaissante », comme nous le verrons du reste un peu plus loin.

Caractères des images mentales.— 1° Ces images dépendent de la rapidité et de la facilité plus ou moins grandes avec lesquelles les cellules cérébrales s'organisent et associent les sensations, cette association devant donner naissance à l'image. La rapidité à laquelle nous faisons allusion a été démontrée par les observations de *Maskelyn*, les expériences de *Schiff* et de *Herzen* ; elle est prouvée par l'expérience de tous les jours et aisément vérifiable pour les éducateurs de la jeunesse.

Il est des personnes chez qui la représentation d'images d'un certain ordre, des images auditives ou sons par exemple, s'organise avec une facilité étonnante. Reyer rapporte le cas d'un enfant de neuf mois, qui répétait exactement les notes jouées sur le piano. L'enfant de Stumpf montait régulièrement la gamme en chantant, à l'âge de quatorze mois. Le fils d'un compositeur de Prague, Dvorak, à l'âge d'un an, chantait, avec sa nourrice, la marche de Fatinitza ; à un an et demi, il chantait des mélodies de son père, que celui-ci accompagnait au piano. (*Gilbert Ballet*, *op. cit.*, p. 24.)

2° Les images sont aussi persistantes que le sont les organisations des cellules cérébrales, les associations de sensations, et pour avoir cette propriété, elles n'ont nullement besoin d'être revivifiées par des excitations nouvelles. La persistance dépend de qualités inhérentes aux cellules cérébrales et souvent héréditaires ; plus ou moins grande, selon les cerveaux, elle peut exister pour un certain ordre d'images plus que pour d'autres ou pour certaines images d'un même ordre plus que pour les autres de cet ordre.

Voici quelques exemples de persistance particulière :

On a cité souvent le cas de Mozart, notant de souvenir,

après deux auditions, le *Miserere* de la chapelle Sixtine, et cela avec une fidélité parfaite.

Tout le monde sait que certaines personnes qui ne possèdent pas d'instruction musicale, se rappelleront *fort bien* un air de musique et seront à même de le reproduire.

Beethoven était privé de l'ouïe depuis longtemps, lorsqu'il composa ses plus belles symphonies (*Gilbert Ballet, op. cit.*, p. 28.)

Milton était aveugle depuis de longs jours, lorsqu'il écrivit quelques-unes des pages de son *Paradis perdu* où se trouvent les plus pittoresques descriptions.

M. Delbeuf (*Sommeil et rêves,* Revue philosoph., 8, p. 349) cite un homme qui avait perdu la vue depuis trente-cinq ans et qui cependant avait des visions dans ses rêves ; il en cite un autre qui, sourd depuis cinquante ans, entendait parler durant ses rêves.

Une ataxique du service de M. Charcot, aveugle par atrophie des nerfs optiques, avait une vision fort nette de maisons de briques, d'arbres, d'enfants jouant autour d'elle et cela lorsque depuis sept ou huit ans, son cerveau n'avait reçu aucune impression lumineuse.

Taine (*De l'Intelligence*, p. 79) rapporte le cas d'un certain nombre de joueurs d'échecs qui peuvent conduire leur partie, du coin de leur feu, sans voir leur jeu, ou en se promenant le long des quais de la Seine et qui voient l'échiquier, comme s'ils l'avaient devant eux. « Je vois, dit un de ces joueurs, la pièce, la case et la couleur exactement telles que le tourneur les a faites, c'est-à-dire que je vois l'échiquier qui est devant mon adversaire. »

« Certains peintres, dessinateurs, sculpteurs, après avoir considéré attentivement un modèle, sont capables de le reproduire de mémoire. Gustave Doré possède cette faculté, Horace Vernet l'avait. »

Il y a des gens, c'est un fait connu, qui après *une seule* promenade dans les bois, peuvent facilement reconnaître et parcourir à nouveau, d'une façon très exacte, le chemin qu'ils ont suivi une première fois. D'autres, au contraire, qui auront passé nombre de fois dans un même endroit, ne se le rappelleront pas.

Il faut remarquer qu'à l'ordinaire, plus il y aura de persistance chez un homme, pour un certain ordre d'images ou pour certaines images d'un même ordre, moins il y en aura pour les autres images. Il arrive fréquemment que des individus qui ont un souvenir extraordinaire des physionomies, des lieux et pays, se rappellent très difficilement les noms de personnes et de choses et sont fréquemment embarrassés au cours d'une conversation. Il est bien certain que les idées (images) ne pourront être remémorées que tant que les résidus d'images ou de sensations existeront dans le cerveau et que les centres de projection et d'association fonctionneront convenablement.

3° Les images mentales ont une intensité variable; chez un même individu, elles n'ont pas toutes la même intensité et chez plusieurs individus, une même image n'a pas une intensité identique.

Cette différence d'intensité dépend de plusieurs causes :

a) De la qualité des cellules cérébrales, de leur plus ou moins grande aptitude à revibrer de façon à faire apparaître l'image;

b) De l'intensité des sensations dont l'association a formé l'image, intensité qui est en raison de celle de l'excitation extérieure ou intérieure et du degré d'excitabilité de l'organe sensitif au moment de l'excitation; elle sera plus ou moins forte, suivant que les cellules cérébrales impressionnées auront plus ou moins réagi en elles-mêmes et sur leurs voisines;

c) Du nombre des impressions produites à diverses reprises sur le cerveau par les mêmes sensations dont l'association doit former la même image;

d) D'un empoisonnement cérébral ou d'un état morbide qui amènent une exubérance en même temps qu'une netteté et une précision parfaites des images.

Il faut observer que très souvent, l'intensité de l'image correspondera à sa persistance.

4° Les images mentales n'existent qu'en puissance, avant comme après leur apparition, et cette apparition a comme caractère d'être essentiellement passagère.

« Les idées, dit M. J. Soury (*les Fonct. du cerv.*, p. 343), n'existent que durant leur évocation de l'inconscient; avant comme après ces apparitions, rien d'elles ne persiste que les possibilités de leur rappel, que les conditions de leur renaissance. »

Ces images peuvent être rappelées au moment où l'on s'y attend le moins.

C'est l'agrégat ancien de sensations qui peut se présenter identiquement comme au moment où il s'est installé dans le cerveau; ou bien c'est une idée qui se trouve modifiée par l'apport de nouvelles images qui sont venues dans la suite s'associer à elle ; ou bien c'est une idée qui semble toute nouvelle, mais qui n'est que l'association, par suite d'un travail inconscient dans notre cerveau, de sensations ou de différentes images.

L'apparition peut être spontanée, c'est-à-dire qu'elle est capable de se produire d'elle-même. Peut-être y a-t-il bien une cause à cette apparition et n'en avons-nous pas conscience.

« L'idée, écrit M. Beaunis, apparaît très souvent, subitement, à un moment donné, sans qu'on ait conscience du mécanisme par lequel ce travail cérébral s'est produit. »

La spontanéité des apparitions peut se produire chez l'individu soit dans un état normal, soit dans un état anormal.

Elle est très connue des hommes qui pensent, de ceux dont le cerveau travaille; quand une idée lumineuse fait son apparition, ils font bien de la fixer par écrit, car elle pourrait bien ne plus apparaître, ou ne pas apparaître au moment propice.

La spontanéité peut se manifester au cas d'hallucinations et particulièrement au cas d'empoisonnement cérébral, d'ivresse alcoolique. C'est fréquemment l'idée apparue spontanément, sans que d'autres idées ou une sensation nous paraissent l'avoir éveillée, c'est cette idée, disons-nous, qui pourra être l'idée fixe, celle dont nous avons parlé antérieurement, dans notre étude sur les poisons cérébraux. « Souvent, dans l'ivresse, au milieu de ce déluge d'idées, dit M. *Ch. Richet*, apparaît tout d'un coup, sans que l'association des idées puisse en deviner l'origine, une idée qui n'a rien de commun avec les précédentes et qui s'impose avec une fixité désespérante. »

Le caractère de fixité de l'idée a été très bien mis en lumière par les multiples observations de MM. *Raymond* et *P. Janet*. Les idées fixes ont une importance très grande au point de vue de l'explication du phénomène appelé volonté et des actes appelés volontaires.

En général, les images mentales apparaissent, parce qu'elles sont éveillées soit par une impression sensorielle, soit par d'autres images mentales déjà apparues.

Ces phénomènes se produiront chez l'individu dans un état normal ou dans un état anormal. (Dans ce dernier cas, citons le délire, les hallucinations.)

« Pendant l'hypnotisme, les hallucinations qui naissent de la parole de l'expérimentateur sont ainsi déterminées par une impression sur les sens. L'expérimentateur excite avec la voix le centre auditif de son sujet, et ce centre, une fois éveillé, transmet son excitation au centre visuel, en vertu d'associations dynamiques préétablies ; l'image visuelle surgit alors et s'impose avec d'autant plus d'énergie qu'elle règne seule dans le cerveau du malade ; le point de cet organe qu'on excite est le seul qui réagisse, et par suite, il donne son maximum. » (*Ch. Féré.*)

Au cas d'illusions, des images apparaîtront uniquement à la suite d'une sensation ressentie d'une façon exagérée et fausse, par le cerveau en état d'éréthisme.

On raconte que, le soir de l'exécution du maréchal Ney, quelques personnes se trouvaient dans un salon bonapartiste. Tout à coup, la porte s'ouvrit et le domestique, se trompant sur le nom d'un des arrivants, qui s'appelait M. Maréchal Aîné, annonça à haute voix : Monsieur le maréchal Ney ! A ces mots, un moment d'effroi parcourut la réunion, et les personnes présentes ont raconté depuis que, pendant un instant, elles virent distinctement dans M. Maréchal la personne de M. Ney qui s'avançait en chair et os au milieu du salon.

M Binet cite deux exemples fort curieux que nous transcrivons :

Un de mes amis, aujourd'hui professeur de Faculté, m'a conté cette histoire de sa jeunesse. Un soir qu'il voyageait seul à pied dans un pays coupé de grands bois, il aperçut, dans une clairière, un grand feu allumé. Puis, aussitôt après, autour de ce feu, il vit un campement de bohémiens. Ils étaient là, avec leur figure bronzée, couchés à terre et faisant cuire la marmite. La nuit était noire et l'endroit fort isolé. Notre jeune homme eut peur, il perdit complètement la tête, et brandissant le bâton qu'il tenait à la main, il se précipita avec fureur dans le camp des bohémiens Un instant après, il se trouvait au milieu d'une mare, serrant convulsivement entre ses bras un tronc d'arbre et sentant la fraîcheur de l'eau qui lui montait jusqu'à mi-jambes. Il vit alors un feu follet qui voltigeait à la surface de la mare; c'était ce point brillant qui avait été le point de départ de son illusion sensorielle.

Je dois à un autre ami, le Dr G. A..., le récit suivant :

Un jour qu'il remontait la rue Monsieur-le-Prince, à Paris, il crut lire sur la porte vitrée d'un restaurant les deux mots : *verbascum thapsus*. On sait que c'est le nom scientifique d'une scrofularinée de nos pays, qu'on appelle vulgairement le bouillon blanc. Mon ami avait passé les jours précédents à préparer un examen d'histoire naturelle ; sa mémoire était encore surchargée de tous ces noms latins qui rendent l'étude de la botanique si fastidieuse. Surpris de l'inscription qu'il venait d'apercevoir, il revint sur ses pas pour en vérifier l'exactitude, et alors il vit que la pancarte du restaurant portait le simple mot bouillon. Ce simple mot avait suggéré dans son esprit celui de bouillon blanc, qui, à son tour, avait suggéré celui de *verbascum thapsus*. (*Op. cit.*, p., 12.)

Il va sans dire que tout ce que nous avons dit des images mentales (illusions, hallucinations), peut s'étendre aux animaux et se vérifier chez eux; mais évidemment à un degré moindre, puisque nous savons que le fait d'association d'images qui constitue la pensée est chez eux très rudimentaire.

M. le Dr Magnan, ayant rendu des chiens alcooliques,

a constaté : « qu'ils ont de véritables hallucinations, qu'ils deviennent inquiets, tristes, agités ; que par moments, ils se croient poursuivis, courent effarés, en hurlant et en cherchant à mordre dans le vide ; que d'autres fois, au milieu de la nuit, ils poussent des gémissements plaintifs et tremblent de tous leurs membres, comme s'ils voyaient devant eux d'épouvantables fantômes. »

Au sujet de chiens, je puis citer les observations personnelles suivantes :

J'avais un chien d'arrêt très intelligent ayant des qualités morales très développées ; on pouvait le laisser seul sans crainte, à côté d'un morceau de viande destiné à la table familiale ; il se serait bien gardé d'y toucher, sachant très bien qu'il n'était pas pour lui, et cependant il aimait fort la viande.

De temps en temps, j'emmenais à la chasse, avec lui, le chien d'un de mes voisins ; le mien en était très jaloux ; aussi, me suffisait-il de prononcer devant lui, à l'improviste, le nom de son ennemi, pour le voir aboyer et se précipiter furieux vers la porte, comme si l'autre chien était sur le point de répondre à mon appel ; il est bien certain que mon chien avait la vision de son rival, vision qui lui était suscitée par l'appel du nom, ce qui provoquait sa colère.

Lorsque j'écrivais à mes parents, il leur arrivait quelquefois de lui faire sentir ma lettre ; aussitôt, il manifestait autant de joie que s'il allait me voir en personne. Toute autre lettre ne faisait nullement sur lui un pareil effet. Il est évident que l'odeur de ma lettre lui suggérait la vision de ma personne, vision qui le rendait joyeux. »

Du siège des images. — Pour en finir avec les images mentales, occupons-nous de la question de savoir quel doit être leur siège.

Nous savons déjà qu'il existe des faits précis, avérés, incontestables, qui démontrent que l'image ou mieux le processus nerveux correspondant a un siège fixe dans le cerveau et que ce siège est le même pour l'image et la sensation.

« L'idée, a dit *Bain*, occupe les mêmes parties nerveuses et de la même façon que l'impression des sens. » — « Soit qu'on ait la sensation, le souvenir ou l'hallucination, a dit plus nettement après lui M. *Binet*, c'est toujours la même cellule qui vibre. » Cette affirmation a été excellement démontrée par les expériences auxquelles M. Binet s'est livré à la Salpêtrière, dans le laboratoire clinique de M. Charcot, avec le concours de M. Féré.

Parmi les expériences probantes relatées par Binet, nous citerons les effets de l'achromatopsie ou cécité des couleurs. Les hystériques présentent souvent une hémianesthésie qui s'accompagne de troubles sensoriels plus ou moins prononcés du côté du goût, de l'odorat, de l'ouïe et de la vue; il existe un rétrécissement concentrique du champ visuel et un affaiblissement d'une ou plusieurs sensations de couleurs. Cette perte des couleurs se fait suivant un ordre régulier.

Bar, à l'état de veille hypnotique, est achromatopsique de l'œil droit. En lui maintenant l'œil gauche fermé, nous lui faisons voir une troupe d'oiseaux A nos questions sur la couleur de leur plumage, elle répond qu'ils sont tous blancs ou gris. Si nous insistons en lui disant qu'elle se trompe, que les uns sont bleus, les autres rouges ou jaunes, elle soutient qu'elle ne voit que des oiseaux blancs ou gris. Mais les choses changent; si à ce moment nous lui ouvrons l'œil gauche, que l'œil droit soit fermé ou non; aussitôt elle s'extasie sur la variété de leur plumage, où toutes les couleurs se trouvent réunies.

Cette expérience a été variée de bien des façons. L'œil gauche fermé, nous lui montrons Arlequin, et elle le dépeint tout couvert de petits carreaux gris, blancs ou noirs. Polichinelle est également vêtu de blanc et de gris. « C'est original, dit elle, mais ce n'est pas beau. » Nous ouvrons l'œil gauche, et aussitôt la notion des couleurs reparaît et Arlequin et Polichinelle lui apparaissent bariolés, comme on a coutume de les représenter (1).

Ces observations peuvent être constatées dans les hallucinations spontanées de l'aliénation mentale.

« Ainsi, la cécité d'une couleur empêche l'hallucination, c'est-à-dire, l'image de cette même couleur. Comment cela s'explique-t-il? Très simplement, si nous considérons l'achromatopsie comme un phénomène cérébral, comme un trouble fonctionnel

(1) P. Richer, *Études cliniques sur l'hystéro-épilepsie*, p. 708.

des cellules corticales affectées à la sensation des couleurs. Du moment que ce trouble fonctionnel met le même obstacle à l'hallucination qu'à la sensation d'une couleur donnée, cela tient vraisemblablement à ce que *la sensation et l'image emploient le même ordre d'éléments nerveux.* »

« Jusqu'ici nous nous sommes contentés d'affirmer, écrit M. *Binet*, que l'image a le même siège que la sensation, sans chercher à déterminer anatomiquement quel est ce siège. Les expériences précédentes ne permettent pas de résoudre cette dernière question qui est plus compliquée, plus difficile que la première. Nous pourrions faire intervenir ici les principaux résultats des localisations cérébrales qui semblent montrer que les centres sensoriels sont situés au niveau de l'écorce cérébrale, dans une zone encore mal délimitée, placée probablement en arrière de la zone motrice. Mais nous préférons rester sur le terrain de l'expérimentation hypnotique, qui peut nous apprendre encore quelque chose à ce sujet. Il est un fait capital dans l'histoire des hallucinations hypnotiques, c'est que ces troubles sensoriels, quand ils ont une forme unilatérale, sont transférables par l'aimant. Ce transfert s'accompagne d'un certain nombre de signes objectifs qui excluent toute idée de simulation; c'est ainsi que la migration du phénomène est suivie, chez certains sujets, d'une migration en sens inverse, puis de plusieurs autres migrations, phénomènes qu'on a décrits, à propos du transfert de l'anesthésie, sous le nom d'oscillations consécutives; de plus, à mesure que le transfert s'opère, la malade se plaint de douleurs de tête qui oscillent d'un côté de la tête à l'autre; ces douleurs caractéristiques, que nous avons proposé d'appeler douleurs de transfert, ne sont pas diffuses, elles ont un siège fixe, et ce siège est des plus remarquables. Quand il s'agit d'hallucinations de la vue, la douleur de tête correspond à la partie antérieure du lobule pariétal inférieur, ainsi que les recherches de topographie cranio-cérébrale de M. Féré nous ont permis de l'établir; quand il s'agit d'hallucinations auditives, le point douloureux correspond à la partie antérieure du lobe sphénoïdal. Ces deux localisations sont en accord parfait avec les résultats des recherches anatomo-cliniques; elles méritent donc d'être prises en sérieuse considération. C'est dans le lobule pariétal inférieur qu'on a placé le centre des sensations visuelles, et dans le centre sphénoïdal qu'on a placé le centre auditif. *Il semble donc permis de considérer comme très vraisemblable que les images visuelles et auditives résultent de l'excitation de ces deux centres.* »

DE LA PENSÉE CONSCIENTE OU INCONSCIENTE

Dans une discussion qui s'éleva, il y a plusieurs années, entre M. *Armand Gautier* et M. *Ch. Richet*, l'éminent chimiste disait : « La pensée n'est pas une forme de l'énergie, c'est la perception des états intérieurs et de leurs relations », les images seraient « de pures formes perçues dans les organes mêmes qui en sont le siège » (1). Mais *Alexandre Herzen* fit remarquer que cette perception des états internes était une définition de la conscience et des états de conscience, mais « non de l'activité psychique en général, qui peut être consciente ou inconsciente ».

La pensée peut exister sans la conscience, mais la réciproque n'est pas vraie. « La conscience est cette faculté qu'a l'homme de contempler ce qui se passe en lui, d'assister à sa propre existence, d'être, pour ainsi dire, spectateur de lui-même. » D'après cette définition, qui dit conscience dit aussi pensée ; la conscience est, en quelque sorte, une pensée surajoutée à une autre ; on peut être conscient de sa pensée, en analyser chez soi les évolutions.

Nous pouvons dire, croyons-nous, que la conscience est d'un ordre supérieur à la pensée. Ce qui fait qu'elle disparaît, en général, la première, dans les troubles pathologiques et sous l'influence des poisons cérébraux.

(1) *Rev. scientif.*, 11 et 18 décembre 1886 ; 1er janvier 1887.

Cette manière de voir est acceptée par un certain nombre d'auteurs (*Herzen*, *J. Soury*, etc.). D'autres, au contraire, comme M. *Pierre Janet*, admettent la conscience, même dans les états les plus troublés de l'intelligence.

Prenons un exemple fort intéressant tiré du livre de M. *Janet : l'Automatisme psychologique*; il s'agit d'une femme en catalepsie et de l'interprétation des faits qui se déroulent sous les yeux de l'expérimentateur.

« Je mets, dit notre auteur, les mains de Léonie dans l'attitude de la prière, et la figure prend une expression extatique. Je la laisse dans cet état, car j'avais l'intention d'attendre combien de temps l'expression se conserverait. Je la vois qui se lève du siège où elle est assise et qui, très lentement, fait deux pas en avant. A ce moment, elle plie les genoux, mais toujours avec une lenteur singulière ; elle s'agenouille, se penche en avant, la tête inclinée et les yeux levés au ciel dans une merveilleuse posture extatique. Va-t elle rester ainsi, et l'attitude étant complétée, garder l'immobilité cataleptique? Non, la voici qui se relève sans que je l'aie touchée, elle baisse la tête davantage et met ses mains jointes devant sa bouche, elle avance cinq ou six pas plus lentement encore que tout à l'heure. Que fait-elle donc? La voilà qui fait maintenant un grand salut respectueux, s'agenouille encore une fois, relève un peu la tête, et les yeux à demi-clos, entr'ouvre les lèvres. Ce qu'elle fait se comprend maintenant, elle va communier. En effet, la communion faite, elle se relève, salue encore, et la tête tout à fait inclinée, revient se mettre à genoux dans sa position primitive. Toute cette scène, ayant duré un quart d'heure, s'interrompt alors par la fin de l'état cataleptique. »

M. Pierre Janet se sert de cette observation pour démontrer que dans la catalepsie, il y a une conscience rudimentaire; pour lui, la conscience ne s'arrête qu'avec la vie : « La conscience qui existe ici comme partout, car elle ne disparaît, je crois, qu'avec la vie, est dans cet état plus rudimentaire que dans tout autre. Cette conscience est *capable de sensations*, mais *incapable d'idées*, capable d'entendre, mais incapable de comprendre. »

L'observation de la cataleptique, qui, aux yeux de M. Janet, semble prouver une conscience rudimentaire, nous l'interprétons d'une façon tout à fait différente. Nous pensons que M. Janet a confondu pensée, conscience et sensation. Il constate des mouvements coordonnés et il déclare que c'est un signe d'intelligence, qu'il ne peut les comprendre sans la conscience. « Je n'essaierai pas, dit-il, de discuter l'opinion contraire, parce que, je dois l'avouer, je ne la comprends guère.... ; elle ne me paraît intelligible ni au point de vue psychologique, ni au point de vue physiologique. » — « Si je mets, poursuit-il, sur le bras étendu d'une cataleptique un poids de deux kilos, les muscles du bras et ceux de tout le corps se tendent pour que le bras supporte le poids, sans fléchir. Si je lui mets dans les mains une aiguille, l'ensemble des mouvements se coordonne d'une autre manière que si je mets les mains en prière. Il y a adaptation, unité de mouvement, en un mot ce que l'on considère ordinairement comme signe de l'intelligence. »

Il est bien regrettable que M. Janet n'ait pas continué sa démonstration, car il aurait prouvé probablement que l'excitation du voile du palais par le bol alimentaire ou par un corps étranger, excitation produisant soit la déglutition, soit la nausée, que les mouvements parfaitement coordonnés du cœur, du poumon ou des intestins, du foie secrétant la bile juste au moment où la digestion en a besoin, étaient des manifestations d'intelligence et de conscience.

Je ne comprends guère la façon dont M. Janet conçoit la conscience à l'encontre de ce que tous les philosophes et physiologistes ont dit jusqu'à ce jour. J'estime, comme je l'ai déjà dit, que M. Janet a confondu sensation, intelligence et conscience, quand il a dit : « Cette conscience est capable de sensations, mais incapable d'idées », et « les mouvements coordonnés sont un signe d'intelligence, et je ne peux les comprendre sans conscience. »

Pour nous, l'observation rapportée est de nature à démontrer que les manifestations de la pensée sont tantôt conscientes, tantôt inconscientes. Rappelons-nous bien, à cet égard, ce que nous avons dit avec M. *Binet* : « qu'il suffit que les images soient mises en présence pour qu'elles s'organisent et que le raisonnement s'ensuive avec la fatalité d'un réflexe », et avec M. *Ch. Féré*, qui considère les cellules comme associées dynamiquement. Remarquons aussi certains faits de la vie courante, comme celui de marcher, qui est inconscient, mais qui ne l'est pas chez l'enfant apprenant à marcher, comme ceux de parler, de lire, d'écrire, de jouer de la musique, qui sont très souvent inconscients. Quelqu'un récite une pièce de vers ; il se trouve arrêté dans son débit, faute d'un mot ; qu'on lui souffle ce mot, il continuera à réciter.

Je sais le nombre π avec vingt décimales, mais chaque chiffre du nombre, pris au hasard, n'a aucune signification pour moi ; il y a dans mon cerveau un résidu organisé et pour que je dise les vingt chiffres de π, il faut que je les récite en ordre et sans interruption ; si je suis interrompu, il me sera impossible de continuer. Il y a certainement dans mon cerveau une succession d'images motrices d'articulation associées dynamiquement et, quand la première est stimulée, les autres suivent régulièrement avec la facilité d'un réflexe : 3, 14159265358979323846. Certes, ma conscience ne me guide en rien, quand je répète automatiquement ces chiffres ; si je me les représentais consciemment au fur et à mesure que je les prononce, j'arriverais difficilement à finir, sans recommencer au moins deux ou trois fois l'énumération.

Après les remarques préliminaires que nous avons faites, que tirons-nous du cas de Léonie, quelle explication apportons-nous ? Nous sommes d'accord avec M. P. Janet, lorsqu'il dit : « Les actes accomplis pendant la catalepsie sont sous la dépendance de phénomènes psychologiques... mais les phénomènes psychologiques sont de nature extrêmement variée et il n'est pas indifférent d'expliquer les faits que nous avons décrits, par les uns ou par les autres. »

Nous dirons d'abord que Léonie est catholique, ce que ne

nous a pas dit M. Janet, qu'elle a dû communier un certain nombre de fois, en ayant la même posture, la même attitude que dans la catalepsie. Bien mieux, nous croyons pouvoir affirmer qu'elle répète beaucoup plus fidèlement ses génuflexions et ses poses que si elle était dans son état normal, consciente de tous ses gestes, que l'observation d'elle-même (qui serait de la conscience) et d'autres idées seraient en effet capables alors de modifier.

Que s'est-il donc passé chez cette femme ? Dynamiquement organisées dans son cerveau, différentes attitudes répétées une certaine quantité de fois à l'état normal, s'y sont associées et se répètent avec la régularité d'un réflexe. La seule discussion qui pourrait s'élever serait celle de savoir si Léonie pense ou si elle est absolument automate. Si dans un somnambulisme profond, elle se rappelle certains mots prononcés devant elle pendant sa catalepsie, cela n'est peut-être pas tout à fait suffisant pour prouver qu'elle pense ; cela signifie certainement que certains centres de sensibilité spéciale ont conservé un résidu et l'ont servi dans une autre circonstance ; mais y a-t-il bien chez Léonie des représentations mentales, des visions internes, a-t-elle, par exemple, la vision mentale de la communion ? voilà ce qu'on pourrait se demander. Il est évident que nous ne pourrions pas voir dans ces représentations mentales un fait de conscience ; elles seraient donc inconscientes.

Le délirant, chez lequel je ne puis admettre une conscience, voit des fantasmagories ; j'aurai beau lui crier que ce qu'il aperçoit et l'effraie n'existe pas, j'aurai beau l'arrêter dans sa fuite devant des êtres imaginaires, il profitera de l'instant où je ne serai plus à ses côtés pour s'échapper et se jeter *inconsciemment* par la fenêtre.

Léonie, elle, non seulement ne parle pas, mais elle ne comprend pas la parole. *Entre les mains du médecin qui l'examine habituellement*, elle ne fait aucune résistance ; elle n'a d'indépendance à aucun degré de la catalepsie ; elle n'a ni variété, ni changement dans l'exécution des mêmes actes.

« Elle fera toujours, dit M. P. Janet, le même nombre de pas en face et à droite pour aller communier, et elle se heurtera à un mur sans avancer, plutôt que de tourner à gauche. — Elle obéit à ses propres inspirations. — Si je lui parle, je ne suis pas compris, et si je touche son corps, j'arrête simplement la scène. — C'est de son propre fond qu'elle tire ses actions et ses gestes. »

Et M. P. Janet accorde, en terminant, une conscience et une intelligence mitigée à Léonie.

1° Si, entre les mains du médecin qui l'examine habituellement, le sujet n'oppose aucune résistance, tandis qu'il en oppose à d'autres personnes que le médecin, cela semble impliquer un choix, et l'on pourrait dire que ce choix est de la pensée. Comme lorsqu'il s'agit du chien décérébré dont nous parlerons au chapitre suivant et qui refuse un morceau de viande imprégné de sulfate de quinine, un pareil choix ne signifie pour nous ni pensée ni conscience, mais simplement sensation qui réagit, en provoquant soit l'assimilation, soit la répulsion.

2° Lorsque le sujet n'offre ni variété ni changement dans l'exécution répétée des mêmes actes, lorsqu'il se heurte contre un mur sans avancer, plutôt que de tourner à gauche, cela ne semble-t-il pas confirmer, comme dans notre exemple du nombre π, qu'il y a un résidu organisé dynamiquement dans le cerveau, véritable cliché qui, excité, met le corps en mouvement, automatiquement, avec la régularité d'un réflexe. Ce qui vient à l'appui de ce que nous avançons, c'est cette phrase même de M. Janet : « Si je touche son corps, j'arrête simplement la scène. » Supposons que, lorsque je récite le nombre π, je sois arrêté au milieu de mon énumération ; comme j'aurai conscience de moi-même, comme je m'observerai et aurai le souvenir de ma personnalité, ou du moins, le souvenir d'avoir voulu énumérer π avec vingt décimales, je recommencerai mentalement mon énumération, afin de pouvoir la terminer. Léonie, elle, non seulement n'a pas à son réveil souvenir de ce qu'elle a fait, mais encore elle ne se rappelle plus les génuflexions qu'elle a commencées; si elle est arrêtée au cours de la catalepsie dans l'accomplissement de son acte, elle ne continue plus sa scène et certainement (je ne crains pas d'affirmer sans avoir vu le sujet), elle ne la recommencera jamais, et ne la reprendra pas au début. C'est là l'indice qu'il n'y a chez elle aucune mémoire d'elle-même, aucune observation, aucun souvenir de l'acte qu'elle vient d'accomplir.

Peut-être, comme nous l'avons dit, serait-il permis de soutenir que non seulement elle n'a pas conscience, mais encore qu'elle n'a pas de vision interne. Si elle avait une vision interne, une idée, pourrait-on dire, cette idée régnerait en maîtresse comme chez les hypnotiques et les délirants qui, eux aussi, n'ont pas de conscience, pas d'observation de leur personnalité ; elle aurait encore le souvenir qu'elle va communier, et elle recommencerait la scène de la communion ou bien la continuerait.

Il est certain en tout cas que Léonie n'observe pas dans sa vision mentale (si vision il y a) ce qu'elle fait ; qu'elle en perd le souvenir aussitôt, ce qui veut dire qu'elle n'a pas de conscience.

Les sensations ou perceptions, leurs associations ou images, les idées, peuvent donc être inconscientes dans certaines circonstances. Nous acceptons ainsi, avec le docteur *Despine*, avec *Maudsley* et *Herzen*, que l'hypnotique, dont la pensée paraît être d'une activité remarquable, n'a conscience ni de ses actes ni de sa pensée. Vous suggérez un jour à une hypnotique l'idée d'offrir le lendemain un bouquet à l'interne de la salle ; le lendemain, à l'heure dite, elle offrira le bouquet préparé et mis à sa portée ; à l'état de veille naturelle, elle aurait su le pourquoi de son acte, mais dans l'hypothèse que nous envisageons, elle ne saura pas expliquer comment cette idée d'offrir un bouquet lui est venue, car au moment où on la lui a suggérée, elle n'avait pas conscience de sa personnalité. Nous pourrions trouver chez les hypnotiques une quantité d'exemples analogues au précédent.

Sous l'influence du chloroforme, j'ai observé le fait suivant : Dans la service de M. *Duplay*, à l'Hôtel-Dieu, on avait anesthésié une jeune fille qui était atteinte d'une coxalgie et qu'on allait mettre dans un appareil plâtré. Alors qu'elle avait déjà perdu conscience, mais qu'elle criait et chantait encore avec force, l'infirmière qui était à ses côtés, lui dit : « Tais-toi, tu auras des confitures » ; elle les aimait beaucoup, paraît-il. Lorsqu'elle fut revenue dans la salle commune et réveillée, elle réclama instamment, durant toute la journée, des confitures ; si on lui demandait pourquoi elle mettait une telle insistance à en vouloir, elle ne savait que répondre. Cette jeune fille n'avait certainement pas conscience de l'idée qui lui avait été suggérée pendant la première période du sommeil chloroformique.

Il est indubitable qu'à chaque minute de notre existence, il se passe des faits dont nos centres cérébraux, visuels, auditifs, olfactifs, etc., sont impressionnés, sans que nous en ayons conscience ; au moment où les cellules centrales sont diversifiées, notre attention peut être attirée par autre chose, nous pouvons avoir des idées d'une intensité beaucoup plus grande, si bien que les excitations secondaires, moins importantes, ne sont pas à cet instant-là conscientes ; mais les cellules diversifiées pourront donner lieu dans la suite, quelquefois longtemps après, à des idées revivifiées dont nous avons alors conscience.

Dans le rêve, dans le délire, la pensée, nous le savons, fonctionne encore, alors que l'idée de notre personnalité (conscience) a disparu.

Nous estimons qu'*Herzen* s'est trompé lorsqu'il a dit que la définition donnée par A. Gautier pour les images était une définition de la conscience. En effet, nous avons vu, avec les expériences de MM. *Binet* et Ch. *Féré*: 1° que « l'image est un phénomène qui résulte de l'excitation des centres sensoriels corticaux » ; 2° que c'est toujours la même cellule qui vibre, soit qu'on ait la sensation, le souvenir, ou l'hallucination.

Les images mentales, *ces pures formes perçues dans les*

organes mêmes qui en sont le siège, existent au contraire avec une intensité très grande dans le somnambulisme, dans le rêve, le délire, l'aliénation mentale, c'est-à-dire précisément dans les états d'inconscience.

Un état de conscience est donc autre chose que la perception d'une forme, que la vision d'une image mentale. Les chiens alcooliques délirants, qui ne peuvent pas être considérés comme conscients, ont néanmoins des visions mentales.

Nous sommes portés à croire que A. Gautier a eu le tort de déclarer, *non pas* que la pensée est la perception des états intérieurs (ce que nous pensons exact), mais qu'elle est aussi la perception des relations de ces états intérieurs. Cela semble vouloir dire qu'il y a dans la pensée une conscience qui analyse ou plutôt une idée du moi qui entre en relations avec d'autres idées, ce qui n'est pas toujours exact, puisque nous savons qu'il peut y avoir pensée indépendamment de conscience.

Dans l'imbroglio qu'on rencontre dans l'étude de la pensée et de la conscience, des parcelles d'erreur se trouvent mélangées à des parcelles de vérité. Cela n'est guère étonnant, en vérité.

Nous pouvons dire, en terminant, que la pensée ne doit pas être confondue avec la conscience (connaissance du moi), forme spécialisée de la pensée ; et nous résumerons nos idées de la façon suivante :

1° La pensée est tantôt consciente, tantôt inconsciente.

2° Les images mentales peuvent être considérées comme perçues dans le lieu même qui en est le siège, sans pour cela être nécessairement conscientes.

INFLUENCE DES POISONS CÉRÉBRAUX

Nous avons vu précédemment que les images qui ne sont qu'un agrégat de sensations, doivent avoir dans le cerveau le même siège que ces dernières.

On trouve, en étudiant les poisons cérébraux, une preuve complémentaire à l'appui de cette théorie.

Comment ces poisons amènent-ils des modifications de l'activité psychique ? Il est bien évident que ce n'est pas en agissant sur une substance d'essence surnaturelle, ce dont ils seraient incapables ; ils ne peuvent avoir d'action que sur les cellules cérébrales.

Nous connaissons la façon dont cette action s'exerce : les poisons cérébraux amènent des troubles dans la sensibilité, c'est-à-dire qu'ils agissent sur la propriété de sensibilité des cellules cérébrales ; ils produisent chez l'animal, soit l'anesthésie, soit l'hypéresthésie. Les modifications dans l'activité psychique ne sont que les conséquences de ces deux phénomènes : si la pensée est activée, ralentie ou supprimée sous l'influence du poison cérébral, c'est parce que la sensibilité est elle-même modifiée ; agissant sur la sensibilité, le poison agit par cela même sur la pensée. Il doit résulter de tout cela que la pensée et la sensibilité sont inséparables l'une de l'autre et qu'elles ont le même siège : les cellules cérébrales qui, dans ce cas, subissent l'action du poison.

Ainsi se trouve singulièrement fortifiée cette opinion, que la pensée est le produit d'associations d'images, images qui sont le fait de la modification des cellules sensibles ou mieux de l'organisation des sensations dans les cellules, qu'elle est en dernière analyse, fonction de sensibilité, sensibilité inhérente à la cellule organisée, vivante.

A l'état d'empoisonnement cérébral, comme à l'état normal, la pensée, l'idée, l'image, sont bien dans le cerveau de même nature que la sensation, mais à des degrés différents d'évolution, de sélection et d'organisation.

Un grand air d'opéra est composé de notes qui toutes sont au fond identiques à elles-mêmes, c'est-à-dire de vibrations de l'air plus ou moins amples, plus ou moins rapides. Cependant, quand nous écoutons *Faust* ou *Mignon*, nous ne pensons nullement aux notes composantes de ces airs ; séparées, elles ne seraient rien ou presque rien, elles n'ont de valeur que par leur ensemble.

Eh bien ! la pensée c'est *Faust*, c'est *Mignon* ; la sensation, ce sont les notes composantes.

Le poison cérébral, activant ou paralysant la sensibilité des cellules, active ou paralyse en même temps la pensée.

DE LA NATURE DE LA PENSÉE

Demandons-nous à présent de quelle nature est le phénomène de pensée que nous avons examiné dans son élaboration, dans son fonctionnement, dans son siège.

Suffirait-il de dire : la pensée a la même nature que la sensation, bien qu'à des degrés divers d'évolution, de sélection et d'organisation ; connaître la nature de la sensation, c'est connaître celle de la pensée ? Non, cela ne serait pas suffisant : la pensée est un phénomène beaucoup plus complexe que la sensation et qui, précisément à cause de cette complexité, paraît en être absolument différente. Des expériences scientifiques ont dû tendre à déterminer sa nature.

Il y a quelques années, dans la *Revue scientifique* (11 et 18 décembre 1886 ; 1er janvier 1887), M. Armand Gautier disait que les différents processus psychiques, sensations, images, concepts, etc., n'étaient que des phénomènes de vision intérieure ; cette opinion, que nous avons admise, a été démontrée par les expériences de MM. Binet et Ch. Féré. Mais A. Gautier déclarait que des phénomènes de vision intérieure ne pouvaient avoir d'équivalent mécanique et ne voyait pas ce qui autorisait les physiologistes modernes à affirmer que la pensée est une transformation de l'énergie, c'est-à-dire une forme spéciale de l'énergie, comme le mouvement, la chaleur et l'électricité. Que les phénomènes psychiques ont un équivalent mécanique, thermique, chimique, voici ce qu'il faudrait prouver, disait A. Gautier : « Il faudrait montrer, ou bien que les phénomènes psychiques ne peuvent apparaître qu'en faisant disparaître une quantité proportionnelle de l'énergie cinétique ou potentielle, ou, tout au moins, qu'ils se transforment en mouvement, chaleur, électricité, etc. »

Reportons-nous aux expériences qui ont été faites sur le travail psychique. Nous verrons, avec elles, de quel côté doit se trouver la vérité.

Tout d'abord, nous savons que les excitations transmises par les nerfs mettent un certain temps à se rendre d'un point à un autre, et l'analyse physiologique démontre que « ce qui a lieu dans le nerf est un *mouvement* moléculaire, propagé de son extrémité périphérique à son extrémité centrale ». (Herzen, *le Cerveau et l'activité cérébrale*, p. 65.)

Une des premières observations faites à ce sujet fut celle de *Maskelyn*, directeur de l'observatoire de Greenwich : le temps exigé pour la transmission nerveuse de l'excitation est peu de chose en comparaison du temps d'élaboration psychique. Cette constatation, extrêmement importante, donna lieu à de nombreuses expériences de la part des physiologistes.

M. *Hirsch*, de Neufchâtel, opéra sur différents sens séparément, et arriva à ce résultat que : « non seulement les différences personnelles se maintiennent, mais en outre que le temps de réaction varie selon les sens mis en activité et selon l'état plus ou moins prononcé d'excitation des différents organes des sens. »

Wolf continua ces recherches. *Donders* et ses élèves, à l'université d'Utrecht, recommencèrent plus tard des expériences nombreuses et variées ; mais elles ne donnèrent aucun renseignement sur la durée de l'acte psychique.

Donders institua alors des expériences de façon à influencer seulement l'acte psychique : « Il imagina de prononcer différentes voyelles, mais de n'en faire répéter qu'une seule, et toujours la même, chaque fois qu'elle se présentait ; les autres devaient rester sans réponse. Il trouva que pour la *distinction* entre deux impressions, il fallait à son aide 0,036 de seconde. » (Herzen, *op. cit.*, p. 81.)

Schiff fit une quantité d'observations du même genre que celles qui précèdent.

Herzen, quelques années plus tard, se livra à un grand nombre d'expériences qui lui permirent d'arriver à cette conclusion : « Les exemples cités démontrent à l'évidence que l'acte psychique le plus élémentaire, la plus simple distinction entre deux impressions dissemblables, n'est pas un phénomène instantané, mais a besoin pour se produire d'un certain temps qui vient s'ajouter à la durée de la transmission centripète du réflexe central, de la transmission centrifuge et de l'entrée en contraction des muscles qui doivent donner le signal ; ils démontrent de plus que le surplus de temps constaté dans ces conditions est relativement très long, si on le compare à la vitesse des mouvements psychiques », c'est-à-dire à la vitesse de transmission nerveuse.

Parallèlement aux expériences d'*Herzen*, auxquelles il venait donner plus de poids et de valeur, *Mosso* en institua d'autres au sujet du changement de volume du cerveau pendant le travail psychique. Ces expériences, exécutées à l'aide du pléthysmographe sur des individus qui présentaient une perte considérable des os frontaux, ont démontré que pendant l'activité cérébrale ou sous l'influence de sensations et d'émotions, l'avant-bras, dont le pouls devient plus fréquent et plus petit, diminue de volume tandis qu'augmente le volume du cerveau, par suite d'un afflux de sang plus considérable ; elles ont aussi démontré que pendant le sommeil, une voix, un bruit, toute espèce d'impression sensible, provoquent une contraction des vaisseaux de l'avant-bras et une augmentation d'afflux de sang dans le cerveau de l'individu endormi. (Au réveil, cet individu n'a aucune conscience des processus psychiques très réels pourtant qui ont accompagné ces modifications de la circulation cérébrale, déterminées par des excitations extérieures.)

Seppilli et *Tamburini* ont constaté que chez une hystérique en léthargie qui, à son réveil, n'aura aucun souvenir des idées et des actes correspondants qui lui auront été suscités par une impression sur les sens, les excitations externes déterminaient une diminution du volume de l'avant-bras. L'analogie autorisait à admettre que ces excitations, dans l'hypnose comme dans le sommeil normal, provoquaient un afflux plus considérable de sang dans le cerveau, en réveillant l'activité de cet organe.

Morselli et *Bordoni-Uffreduzzi* ont exécuté une centaine d'expériences sur un homme qui présentait une large perte de substance du crâne dans la région temporo-pariétale gauche. Ils ont constaté que toute perception était suivie d'une augmentation du volume du cerveau, et, ce qui est très important, que le temps où se manifestent les variations de la circulation cérébrale, consécutives à l'action des stimuli, est beaucoup plus long que celui du processus physiologique des perceptions ; d'où l'on doit conclure que ces modifications de la circulation sont l'effet, et non la cause déterminante, des actions réflexes cérébrales provoquées par les perceptions.

Rummo et *Ferrannini*, qui ont étudié le pouls cérébral chez deux individus présentant une ouverture du crâne, ont déclaré que les variations de la circulation cérébrale pendant le sommeil leur paraissaient à eux aussi, être l'effet et non la cause du sommeil.

Enfin, à la suite d'expériences remarquables, *M. Gley* (*Étude expérimentale sur l'état du pouls carotidien pendant le travail intellectuel*, Paris, 1881) a établi que la suractivité de la circulation cérébrale est due à une influence vaso-motrice, que les cellules cérébrales, excitées, réagissent à leur tour sur les fibres vaso-motrices des artères carotides et les dilatent ; que ces artères, recevant alors une plus grande quantité de sang, déterminent par le canal des artérioles et des capillaires également dilatés, une irrigation sanguine plus active et plus abondante de la substance grise du cerveau.

En résumé, de ce qui précède, on peut déduire que tout

travail cérébral produit du mouvement, fait un appel sanguin, a besoin de matériaux pour s'élaborer.

Ajoutons que, d'après les recherches de *Thorion*, de *Gley*, etc., il a été bien établi que sous l'influence du travail intellectuel, la magnésie, et surtout la chaux, augmentaient dans les urines; que, d'après les constatations de *Schiff*, de *Gley*, *Mosso*, *Solvay*, l'acte psychique est accompagné d'une augmentation de température et que, d'après les recherches thermo électriques de *Tanzi*, cet acte engendre en même temps de l'électricité.

Après les résultats acquis au moyen des expériences que nous connaissons, il est indéniable que la pensée, comme la sensation dont elle est faite, en un mot que tout phénomène psychique est un travail et, comme tel, a un équivalent mécanique.

Qu'est-ce que l'association des différentes sensations, des différentes images éparses dans le cerveau, si ce n'est un travail? Qu'est-ce qui peut empêcher les phénomènes de vision intérieure d'A. Gautier d'avoir un équivalent mécanique? On ne voit rien qui s'oppose à ce qu'ils représentent un certain travail. Comment, seules, les fonctions du système nerveux se manifesteraient-elles sans résulter d'une énergie quelconque?

S'il n'y avait pas de travail, que signifieraient, comment s'expliqueraient l'appel du sang vers le cerveau, l'augmentation de volume de cet organe lente à se produire, qui accompagnent les processus psychiques, ces déchets d'autant plus abondants dans l'urine que les opérations intellectuelles ont été plus nombreuses?

Le travail psychique doit être assimilé au travail musculaire. Il ne doit pas en être autrement pour le cerveau qui travaille que pour le muscle qui se contracte : la circulation y est plus rapide et le sang y afflue en plus grande quantité; la vitesse et l'ampleur du courant sanguin qui éveille et entretient l'activité du cerveau, sont modifiées à chaque instant par les fonctions de cet organe, les pensées, les sensations.

Est-ce que le travail intellectuel ne fatigue pas autant que le travail physique, corporel? Est-ce que, comme lui, s'il est excessif, il ne peut pas entraîner l'épuisement? C'est un fait connu que, lorsqu'il faut produire une longue et dure tâche intellectuelle, les stimulants, les aliments d'épargne, sont appelés à jouer le même rôle que lorsqu'on doit accomplir un travail musculaire considérable. Dans un cas, comme dans l'autre, des matériaux, des aliments sont consommés, brûlés par l'organisme, en proportion de l'effort produit.

Si le travail intellectuel est accompagné d'une élévation de la température cérébrale, cela n'a rien d'étonnant. Le muscle qui travaille s'échauffe bien; pourquoi en serait-il différemment du cerveau?

« On pourrait évaluer, a écrit *Lavoisier*, ce qu'il y a de mécanique dans le travail du philosophe qui réfléchit, de l'homme de lettres qui écrit, du musicien qui compose. Ces efforts, considérés comme purement moraux, ont quelque chose de physique et de matériel qui permet, sous ce rapport, de les comparer à ce que fait l'homme de peine. »

Nous répéterons après M. *Ch. Richet*, en réponse à *A. Gautier*, que depuis l'illustre chimiste, « l'être vivant est une machine à force chimique. » — « Les phénomènes de la vie sont des phénomènes physiques et chimiques; Lavoisier l'a établi; *Magendie*, *W. Edwards*, *Jean Muller*, *Helmholtz*, *Cl. Bernard*, l'ont répété après Lavoisier. La physiologie est un chapitre de la physique et de la chimie. » (Ch. Richet, *le Travail psychique et la force chimique. Rev. scient.*, 1886, XII, 788; *la Pensée et le travail chimique*, id., XIII, 83.)

CONCLUSIONS

En résumé, il résulte de toute cette étude qu'il y a dans le phénomène psychique « la pensée » un travail physico-chimique, que les faits, les expériences, ont fait nettement apparaître. Transmission vibratoire, mouvement, chaleur, électricité, assimilation et désassimilation ; enregistrement des excitations par des cellules qui dès lors seront diversifiées et capables de reproduire dans la suite les sensations sous forme d'images mentales, voilà tout ce que nous avons trouvé dans la pensée.

Mais l'homme n'est pas seulement une machine ; ce n'est pas un automate ; autrement, il agirait, il parlerait sans conscience. Il reste encore chez lui un autre phénomène à considérer, c'est celui qui fait qu'il observe lui-même ses modifications et perçoit leurs rapports, qu'il est pour ainsi dire spectateur de lui-même. Ce phénomène nous l'appelons *conscience.*

Cette perception de soi-même et des relations entre les états internes, c'est aussi de la pensée, mais c'est en quelque sorte une pensée surajoutée à la première et qui sous certaines conditions apparaît et disparaît assez facilement. Il s'ensuit que ce phénomène est de même nature que la pensée ; c'est du reste ce que nous verrons, en l'étudiant au chapitre suivant.

La cellule cérébrale qui emmagasine les résidus de sensations, n'est-elle que l'outil, l'instrument d'un principe d'essence surnaturelle, d'une âme raisonnable ou bien, au contraire, est-elle le substratum de la sensibilité et par suite l'origine même de la pensée qui ne peut exister sans elle ou en dehors d'elle ? Tout ce que nous avons dit jusqu'ici semble bien prouver que la deuxième hypothèse est la vraie.

Les quelques lignes qui vont suivre et termineront notre étude sur la pensée contribueront, nous l'espérons, à démontrer encore plus complètement la réalité de cette deuxième hypothèse.

Les cellules cérébrales, avons-nous dit, sont le substratum de la sensibilité. Comment expliquerait-on qu'une seule et même excitation (une décharge électrique par exemple) produisît des sensations différentes suivant les différents types de cellules, si ces sensations n'étaient pas inhérentes à la cellule même? Si de quatre personnes unies les unes aux autres par les mains, la première se touche la langue, la seconde l'œil, la troisième la membrane olfactive, la quatrième le tympan, et si dans cette situation, ces personnes sont soumises à une décharge électrique, la première aura une sensation de saveur, la seconde de lumière, la troisième d'odorat et la quatrième de son.

Les cellules cérébrales, qui sont donc bien le substratum de la sensibilité, sont par suite l'origine même de la pensée; elles ne sont pas l'instrument d'un principe supérieur.

L'être à l'état d'inanition est incapable de fournir un travail aussi bien intellectuel que physique ; qu'on lui donne une dose suffisante de substance nutritive ou stimulante, aussitôt son activité tant intellectuelle que physique réapparaîtra. Il y a par conséquent une relation incontestable entre l'état physique d'une personne et ses forces intellectuelles ; il n'est pas inutile d'attirer l'attention sur l'union intime du corps et de l'intelligence ; la constatation de cette liaison a une grande importance.

Si le cerveau et la pensée sont en relations très étroites et inséparables, ce n'est pas le cerveau qui est dans la dépendance de la pensée, mais c'est le cerveau qui a la pensée sous sa dépendance. Comment expliquer les différentes modalités de cette pensée, sous l'influence d'un poison cérébral, autrement que par une modification physico-chimique ou histologique des cellules, rétractilité dans la théorie de l'amœboïsme de M. Mathias Duval, modification entraînant naturellement celle de la sensibilité et par suite de la pensée ? Si celle-ci était une manifestation de l'âme raisonnable, si elle était l'exercice d'une faculté supérieure, il faudrait admettre que les manifestations de cette âme, que les modalités de la pensée, varient avec les modifications subies par les cellules, c'est-à-dire par son instrument, en d'autres termes que le principe supérieur est soumis à l'influence de son outil et lui obéit.

Nous savons que si dans l'empoisonnement cérébral, les idées ont une abondance extraordinaire et se succèdent avec une extrême rapidité, elles sont en revanche exagérées et incohérentes, ce qui revient à dire que la raison est diminuée ou même disparaît. Si on devait dans le phénomène de pensée faire intervenir l'âme, on serait amené à reconnaître que sous l'influence d'un poison cérébral, cette âme devient déraisonnable et impuissante à diriger le cours de ses manifestations. S'il y avait une âme, une âme pensante, d'une part il est évident qu'elle ne saurait être à la merci de la matière, que par suite, elle devrait être entièrement hors des atteintes du poison cérébral et ne pourrait pas sous l'influence de celui-ci perdre l'un quelconque de ses attributs ; d'autre part, il est certain qu'elle serait toujours identique à elle-même, qu'elle serait toujours inséparable de la raison ; elle ne peut du reste se concevoir autrement que raisonnable.

De tout ce qui précède, nous tirerons cette conclusion finale : *en dehors des cellules cérébrales vivantes, la pensée n'existe pas.*

LA CONSCIENCE

I. — Considérations générales.
II. — Définitions.
III. — Etude du phénomène de conscience.
IV. — Conclusions.

CONSIDÉRATIONS GÉNÉRALES

La conscience, dans son acception ordinaire, n'est probablement qu'un processus psychique qui accompagne les autres processus s'élaborant dans le cerveau.

La question de la conscience n'a pas été résolue d'une façon bien nette par les auteurs qui s'en sont occupés ; la plupart du temps il ont confondu entre eux : 1° la sensation ; 2° ses divers processus ; 3° le moi sentant ou mieux la connaissance du moi.

M. *Armand Gautier* a écrit, comme nous l'avons vu précédemment, que « les différents processus psychiques sont de pures formes perçues dans les organes mêmes qui en sont le siège » ; que « la pensée, c'est la perception des états intérieurs et de leurs relations ». A quoi *Herzen* a répondu que « cette perception des états internes était une définition de la conscience, et des états de conscience, mais non de l'activité psychique en général qui peut être consciente ou inconsciente ».

Si d'une part il est impossible de ne pas reconnaître avec Herzen, que les phénomènes de l'activité psychique sont conscients ou inconscients, on ne peut d'autre part, selon nous, considérer l'image (agrégat de sensations), la pensée agissante (associations d'images), autrement que comme des « visions intérieures » perçues, c'est-à-dire senties, dans le lieu même qui en est le siège. Nous admettons donc l'opinion d'A. Gautier, mais en la conciliant avec celle d'Herzen de la façon suivante : la vision intérieure qui exige forcément un être sentant peut être consciente ou inconsciente.

Pour nous, la conscience a pour point de départ la sensation. Elle est comme l'image et la pensée un complexus plus ou moins compliqué de sensations ; dès lors il est bien évident qu'on ne peut pas dire après M. Ch. Richet (*Essai de psych. gén.*, p. 108) : « La sensation suppose la conscience, et toutes les fois qu'il y a sensation, nous pouvons dire qu'il y a conscience. »

C'est le contraire que nous pensons être vrai : la conscience suppose la sensation, et toutes les fois qu'il y a conscience il y a sensation. Les matériaux dont est faite la maison ne sont certainement pas la maison, et les chiffres composant l'addition ne sont pas l'addition. M. Pierre Janet, dans son livre *l'Automatisme psychologique*, semble aussi confondre sensation et conscience quand il dit : « La *conscience* peut exister sans aucun jugement, c'est-à-dire sans intelligence ; l'homme *peut sentir* et *ne pas comprendre ses propres sensations* (p. 38). »

Maine de Biran avait parfaitement conçu que la sensation pouvait exister sans la conscience : « Les fonctions vitales ont pour résultat des effets internes appelés sensations animales, modes généraux de plaisir et de douleur qui constituent l'existence de l'animal, lequel pour exister et pour sentir ainsi à son titre propre d'animal, n'a pas besoin de savoir qu'il existe ou s'apercevoir qu'il sent, c'est-à-dire d'avoir la conscience, l'idée de sensation, d'être une personne, un moi constitué un, simple, identique, restant le même, quand la sensation passe et varie. » Et plus loin : « Entre la conscience complète et le mécanisme cartésien il y a place pour des êtres qui ont la sensation sans conscience, sans moi capable de l'apercevoir. » (*Journal intime*, 1877, 139.)

Il est vrai que Maine de Biran ne concevait pas exactement la conscience comme elle peut être conçue à l'heure actuelle. Le titre d'animal lui suffisait pour nier toute conscience, tandis que M. *Ch. Richet* et M. *Pierre Janet* accordent une conscience à l'animal, « et que personne ne doute aujourd'hui de la conscience d'un chien. » (*Pierre Janet*, p. 22.)

Toutefois, Maine de Biran lui-même raconte qu'il eut des discussions avec Ampère, Cuvier, Royer-Collard, et éprouva de la peine à se faire comprendre : « Une sensation pour eux n'était rien si elle n'était pas jointe à la conscience de l'être qui l'éprouve. » (*Journal intime*, p. 139.)

D'autre part, *Despine* (*Psychologie naturelle*), *Maudsley*, *Herzen*, *Ch. Richet* (*Psychologie générale*), semblent admettre que sensation et pensée n'impliquent pas forcément la conscience.

M. Pierre Janet espère les confondre victorieusement (*Aut. psych.*, p. 22).

Ses arguments, nous l'avons déjà vu pour la pensée consciente, ont été loin de nous convaincre; aussi, pensons-nous qu'il y a des sensations qui ne sont pas conscientes, et la plupart des psychologues modernes veulent admettre qu'il y a aussi des images et des idées inconscientes.

De ce qu'un être est sentant, c'est-à-dire réagit à une excitation quelconque par des mouvements quelconques ou bien même par des mouvements appropriés coordonnés, il ne s'ensuit pas du tout que cet être soit conscient; c'est, du reste, ce que déclare M. Ch. Richet, en refusant une conscience à une grenouille décapitée ou décérébrée. La grenouille décapitée dont on pince la patte fait encore des mouvements appropriés. La grenouille décérébrée fait encore la chasse aux vers et aux mouches, tout comme des poissons sans cerveau, ainsi que l'ont observé MM. *Steiner* et *Schrader*. (V. *Ess. de psych.*, Ch. Richet, p. 3; *Dict. physiol.*, p. 798.)

Prenons le chien décérébré de Goltz et voyons comment il se comporte : on lui donne un morceau de viande imprégné de sulfate de quinine, il le rejette ; on lui en donne un autre imprégné de lait, il l'avale ; il fait un choix tout comme s'il avait une conscience.

Quelle explication donnerons-nous de ce refus par le chien d'avaler le morceau de viande saupoudré de sulfate de quinine ? Voici celle qui nous paraît la plus plausible et la plus satisfaisante. Sous l'influence du sulfate de quinine, *il s'est produit dans les cellules gustatives* une modification intime forcément sentie, puisqu'elle a été suivie d'une réaction traduite par un mouvement de répulsion que nous ne pouvons mieux comparer qu'à celui de notre estomac qui s'obstine à refuser tel aliment qu'il assimile mal tandis qu'il accepte ceux qu'il assimile bien. Le fait de réaction qui semble adapté à une fin, coordonné, se produit grâce aux principes d'évolution et de sélection.

Y a-t-il eu conscience ? Non. Cependant, il a dû y avoir modification des cellules nerveuses qui en conserveront le souvenir ; cette dernière supposition paraît être fondée puisque l'animal décérébré est, on le sait, susceptible d'une certaine éducation (très infime, il est vrai).

Il a dû y avoir phénomène senti dans le lieu même qui en a été le siège, car sans cela il n'y aurait pas eu rejet de la viande. Tandis que le chien décérébré a rejeté la viande imprégnée de sulfate de quinine, le propre chien de Goltz qui avait son cerveau intact, l'a avalée. Celui-ci sans doute a eu une *sensation quelconque* qui le poussait à rejeter la viande, mais la vue de cette dernière a réveillé en lui une idée, c'est-à-dire un *agrégat de sensations*, qui a été plus forte que la sensation première et qui l'a poussé à avaler. Nous dirons que chez ce chien *cette détermination d'avaler* a pu être accomplie avec une certaine conscience.

Le chien décérébré, au contraire, a agi machinalement sans connaissance ; ses cellules impressionnées ont réagi suivant une loi d'évolution et de sélection, sans qu'il ait la moindre conscience. N'ayant pas d'associations de sensations, il n'a pu avoir ni connaissance de la viande, ni connaissance de son moi, et partant, aucune relation ne s'est établie entre ce moi et cette viande.

On peut dire que ce chien était dans tous ses actes aussi bien sans conscience que sans idée ; s'il mangeait fort bien ce qu'on lui mettait dans la gueule, il était incapable, il n'avait pas l'idée de rechercher lui-même sa nourriture ; tout comme le pigeon de Flourens, il serait mort de faim à côté d'une nourriture alléchante.

« Les mouvements de son corps étaient beaucoup plus continus que chez les chiens normaux qui ne changent de place que pour quelque fin. Si l'on tiraillait ou pinçait en n'importe quel point le tégument cutané de ce chien, il manifestait son mécontentement par des expressions variées de la voix, grondements, jappements, aboiements furieux, selon le degré d'intensité des excitations, en même temps qu'il cherchait par des mouvements appropriés des membres de la tête et du tronc à se délivrer de la main qui le tenait ; s'il n'y réussissait pas, il mordait en tournant sa colonne vertébrale du côté de l'agression ; il atteignait pourtant rarement la main qui le tenait ; il ne faisait qu'effleurer de ses crocs et mordait à vide ; il avait évidemment perdu la faculté de trouver d'une *manière consciente* le point de molestation. »

Les plus douces caresses le laissaient indifférent ; toute expression de joie lui faisait défaut.

Cependant chez ce chien les sens étaient conservés, le goût, la vue, l'ouïe, le toucher. Pour chacun de ces ordres de sensations, restaient peut-être un certain nombre de traces, mais ce qui manquait, c'était l'outil pour les associer, pour en faire des représentations mentales, des connaissances inséparables de la conscience.

Il ressort de ce qui précède que connaissance du moi et conscience ne font qu'un. La connaissance marche parallèlement avec le développement du cerveau, et c'est seulement chez l'homme dont les connaissances sont les plus élevées, que la conscience est réellement claire et s'affirme d'elle-même.

Il y a eu confusion, nous le répétons, entre la conscience et la sensation qui forcément est toujours plus ou moins sentie, comme nous venons de le voir, mais qui, par le fait de ce qu'elle est sentie, n'est pas pour cela forcément consciente.

La sensation nécessite un être sentant, mais qui pour cela n'est pas forcément conscient.

Qu'on appelle perception la sensation consciente, et qu'on réserve le nom de sensation à la sensation inconsciente, peu importe ; il y a là une simple question de mot. La sensation est toujours la sensation, qu'on en ait ou qu'on en ait pas conscience.

Mais, qu'est-ce exactement que la sensation ? Pour le savoir, nous n'avons qu'à examiner le phénomène qui est ainsi appelé sous ses deux aspects différents.

1° Objectivement, dans ses effets vus, observés ; nous trouvons un phénomène de réaction de la cellule nerveuse impressionnée sur ses congénères ou sur les muscles, par l'intermédiaire des nerfs.

2° Subjectivement, dans son essence ; même nous apercevons un phénomène senti par l'être vivant et qui est, comme nous l'avons vu au chapitre de la pensée, un phénomène physico-chimique de désintégration et de rédintégration cellulaire.

Nous définirons la sensation : l'excitation partie d'un point quelconque externe ou interne, transmise à une cellule ou bien ensemble de cellules, donnant lieu à un phénomène de réaction intime (désintégration ou rédintégration) qui se produit dans les cellules mêmes qui sont excitées, et de réaction transmise soit à d'autres cellules nerveuses, soit aux muscles par l'intermédiaire des nerfs centrifuges, donnant ainsi lieu à des mouvements.

Les excitants, les réactions externes, les contractions, les mouvements, c'est ce que nous voyons.

Le phénomène intracellulaire qui donne lieu à une *élaboration* et à des modifications physico-chimiques, c'est le fait *senti*, c'est la « vision interne » consciente ou inconsciente.

Comme nous allons le voir à l'instant, cette dernière distinction est très importante pour concevoir la conscience.

Ceci dit, nous trouvons dans le phénomène appelé conscience :

1° La sensation (désintégration et rédintégration cellulaire) ;

2° L'élaboration psychique (association de sensations) ;

3° La connaissance du moi, qui n'est autre qu'une élaboration psychique sans cesse agissante, venant s'ajouter à la première.

DÉFINITIONS

Comment a-t-on défini la conscience ?

« La conscience, dit *Royer-Collard*, est la faculté par laquelle nous sommes sans cesse avertis de ce qui se passe en nous. »

Pour *Guizot* : « La conscience est cette faculté qu'a l'homme de contempler ce qui se passe en lui, d'assister à sa propre existence, d'être pour ainsi dire spectateur de lui-même. »

Alors que pour *Spinoza* : « C'est l'organisme observant lui-même ses modifications et percevant leurs rapports. »

Nous définirons la conscience : *la connaissance du moi dans ses rapports avec les excitations tant externes qu'internes.*

Comment arrivons-nous à cette connaissance ?

Nous avons vu que les premières idées commencent avec les premières sensations associées. Si ces premières sensations associées peuvent donner lieu à des idées quelconques, elles peuvent tendre aussi à la connaissance du moi et à l'association de cette connaissance à celle des faits et du monde extérieur.

Il est facile de voir que les premières notions que peut avoir l'enfant aboutissent à la connaissance de lui-même, et cela forcément, car il ne commence pas par connaître autrui, les sensations, les impressions, les idées d'autrui.

C'est lui, toujours lui qui est présent à lui-même, dès que son cerveau commence à travailler, à élaborer, à réagir.

Les images qui naîtront, les idées qui se présenteront chez lui, vagues, indécises, sans lien au début, tendront à adapter son organisme, ses mouvements, ses actes, à des fins, à un but.

Ce n'est pas instantanément que les idées et les mouvements de l'enfant seront coordonnés ; c'est après mille tâtonnements, mille erreurs (qui conservés dans son souvenir et comparés entre eux lui donneront la connaissance de lui-même), qu'il sera amené à une adaptation qu'il jugera supérieure à toutes les autres. Ces tâtonnements et ces erreurs qui existent dans la coordination des mouvements se produisent aussi dans la coordination des images.

Bien des mouvements, bien des actes, ne seront conscients chez l'enfant, c'est-à-dire ne donneront lieu à un phénomène d'élaboration physique, que pendant la période de coordination, d'apprentissage.

Certes, il est des mouvements coordonnés et des aptitudes que l'être apporte en naissant ; encore faut-il peut-être un certain degré d'élaboration psychique pour que quelques-uns de ces mouvements se produisent, pour que quelques-unes de ces aptitudes se manifestent.

Le poussin qui vient de naître conserve assez d'aliments nutritifs, pour que sa mère, en picotant le grain de mil mis à sa portée, lui suggère l'idée d'un pareil mouvement. Et chez les mammifères, les femelles attirent leur nouveau-né vers leurs mamelles ; les mouvements de succion sont probablement seuls transmis héréditairement. (Ce n'est qu'après plusieurs tétées que l'animal réclame ou recherche la mamelle.)

L'enfant qui naît a beau posséder en puissance un certain nombre d'agrégats, ces derniers sont inconscients ; et sa connaissance du moi ne vient petit à petit qu'au fur et à mesure que travaille son cerveau. Nous avons dit que ce n'était qu'après mille erreurs que se coordonnaient ses mouvements ; ce n'est encore qu'après mille erreurs qu'il arrive à la connaissance du moi.

« Ainsi notre idée de notre personne est un groupe d'éléments coordonnés dont les associations mutuelles, sans cesse attaquées, sans cesse triomphantes, se maintiennent pendant la veille et la raison, comme la composition d'un organe se maintient pendant la santé et la vie. Mais la folie est toujours à la porte de l'esprit, comme la maladie est toujours à la porte du corps, car la *combinaison normale n'est qu'une réussite* ; elle n'aboutit et ne se renouvelle que par la défaite continue des forces contraires. Or, celles-ci subsistent toujours ; un accident peut leur donner la prépondérance ; il s'en faut de peu qu'elles ne la prennent ; une légère altération dans la proportion des affinités élémentaires et dans la direction du travail formateur amènerait une dégénérescence. Morale ou physique, la forme que nous appelons régulière a beau être la plus fréquente, c'est à travers une infinité de déformations possibles qu'elle se produit. — On peut comparer la sourde élaboration dont l'effet ordinaire est la *conscience* à la marche de cet esclave qui, après les jeux du cirque, traversait toute l'arène, un œuf à la main, parmi les lions lassés et les tigres repus ; s'il arrivait, il recevait la liberté. Ainsi s'avance l'esprit à travers le pêle-mêle des délires monstrueux et des folies hurlantes, presque toujours impunément, pour s'asseoir dans la *conscience véridique* et dans le souvenir exact. » (*Taine*, *De l'Intellig.*, t. II, p. 230.)

« Comment se fait-il que l'esclave arrive si souvent au terme ? » C'est grâce, dirons-nous, à la loi inéluctable d'évolution et de sélection, loi nécessaire, sans laquelle la vie ne saurait exister.

« Tel objet est utile à notre existence, et alors il provoquera une émotion de plaisir. Tel autre objet est nuisible, et alors il provoquera une émotion de douleur.

Et, vraiment, il serait absurde qu'il en fût autrement. Concevrait-on un nouveau-né qui aurait de la répugnance pour le lait. Concevrait-on un individu à qui les brûlures de la peau feraient éprouver une sensation agréable ? Le plaisir et la douleur sont étroitement liés à nos besoins. La douleur de la faim, le plaisir de l'apaiser, nous indiquent que notre organisme a besoin d'aliments. Le dégoût, la frayeur, sont des sentiments qui nous protègent contre les dangers innombrables du milieu ambiant, et qui nous avertissent de ce qu'il faut éviter. Si aucun plaisir n'accompagnait l'union des sexes, est-ce que la conservation de l'espèce serait assurée ?

Faisons l'hypothèse (absurde) d'un homme qui serait livré à son intelligence seule, ayant des sensations et perceptions très précises quant à la notion des objets, mais qui ne ressentirait aucune émotion, soit douleur, soit plaisir, par le fait des excitations extérieures : cet homme ne pourra, quelque intelligence qu'on lui suppose, protéger longtemps son existence. Comme il ne sentira ni la douleur, ni la fatigue, ni la faim, s'il se blesse, il malmènera sa blessure au point qu'elle s'enflammera et deviendra mortelle ; s'il marche ou s'il travaille, il se fatiguera et s'épuisera jusqu'à ce que les muscles ne puissent plus se contracter. Il ne mangera que par raison, et il mangera peut-être plus que de raison, puisqu'il ne sentira ni la faim, ni la satiété après le repas. Les poisons lui paraîtront aussi bons à manger que les meilleurs aliments. Si le froid ou la chaleur l'atteignent, il mourra de chaud ou de froid, car il sera forcé de consulter le thermomètre pour savoir s'il doit être vêtu avec des vêtements épais ou légers. En un mot toute son intelligence, toute son attention, toute sa science, mises à contribution, ne sauraient remplacer que d'une manière extrêmement imparfaite les émotions innées de plaisir et de douleur. » (Ch. Richet, p. 142, *Psych. génér.*)

Eh bien ! non seulement nous avons, grâce à la transmission héréditaire, les mêmes sensations, caractères, aptitudes, que nos semblables, mais encore les mêmes centres d'association qui nous conduisent à des coordinations de mouvements et à des élaborations de pensées à peu près identiques.

Malgré toutes les forces accumulées pour maintenir les êtres sous l'empire de la loi d'hérédité et d'évolution, il arrive parfois qu'un d'eux s'en écarte et sort de la sélection naturelle ; toutes les forces de la nature sont alors immédiatement coalisées contre lui et tendent à le faire disparaître. Ainsi, lorsqu'un individu monstrueux soit anatomiquement, soit intellectuellement, vient au monde et grandit, il est fatalement destiné à disparaître.

Supposons un être qui aurait des sensations identiques à celles de ses semblables, mais qui de leurs associations arriverait à la conception monstrueuse de son moi ; qu'arriverait-il ? il serait vite rayé du cadre des humains.

Est-il nécessaire de rappeler Vacher, le tueur de bergers. Non seulement il n'avait pas des sensations pareilles à celles des autres hommes ; mais encore il avait une connaissance de soi-même (conscience) monstrueuse, puisqu'il se proclamait l'envoyé de Dieu sur la terre.

En résumé, la conscience claire, distincte, qui s'affirme d'elle-même, c'est la connaissance coordonnée de soi-même au moyen de sensations et d'agrégats coordonnés, connaissance elle-même coordonnée, qui pousse à des mouvements et à des actes coordonnés en vue d'une fin et d'un but coordonnés.

ÉTUDE DU PHÉNOMÈNE

Comment allons-nous donc expliquer ce phénomène de conscience ? Nous avons vu que la sensation était nécessaire à la conscience, mais que la réciproque n'était pas vraie ; nous allons considérer deux choses :

1° La sensation qui est l'élément de la conscience.

2° La connaissance du moi.

La sensation se rattache, comme nous l'avons dit précédemment, à la désintégration et rédintégration des cellules nerveuses ou mieux aux phénomènes physico-chimiques qui se passent en elles, l'intensité de cette sensation étant en rapport avec l'intensité du phénomène physico-chimique ; toutes les fois qu'il y aura désintégration et rédintégration, il aura sensation ; et toutes les fois qu'il y aura élaboration, il y aura désintégration et rédintégration.

a) La sensation peut donner lieu à une réaction automatique.

b) La sensation peut donner lieu à une réaction psychique.

Deux hypothèses ont été faites pour expliquer les phénomènes de conscience : 1° ou les centres nerveux conscients sont distincts des autres centres nerveux ; 2° ou bien toutes les actions nerveuses sont primitivement conscientes et deviennent inconscientes par la répétition et l'habitude.

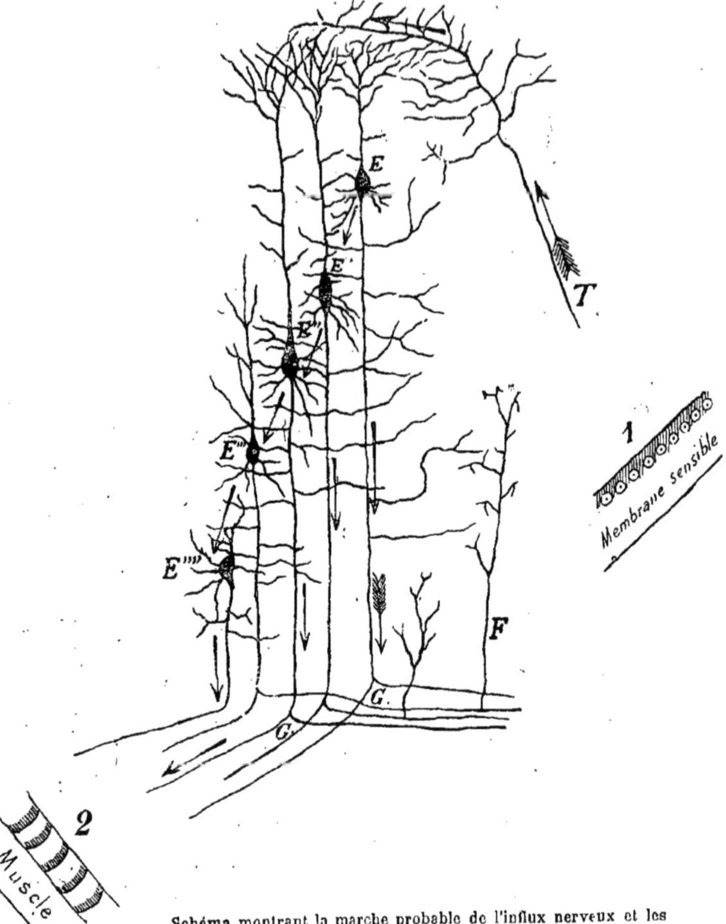

Schéma montrant la marche probable de l'influx nerveux et les connexions nervoso-protoplasmiques dans les cellules de l'écorce cérébrale.

L'excitation, partie de 1 et ayant traversé soit la moelle, soit le bulbe, vient par la fibre terminale T exciter la petite cellule pyramidale E qui transmet son excitation en 2 soit directement, soit après l'avoir communiquée en E' E'' E'''.

E petite cellule pyramidale; *E' E''* grandes cellules pyramidales; *E''' E''''* corpuscules polymorphes; *T* fibre terminale venue d'un autre centre, bulbe et moelle; *F* collatérales de la substance blanche; *G* cylindre axe bifurqué dans la substance blanche. (D'après R. y Cajal.)

Ces deux opinions se concilient très bien. Supposons en 1 une excitation quelconque ; elle sera transmise en E par les nerfs centripètes. En E, cette excitation donnera lieu à un phénomène physico-chimique qui sera la sensation. Cette cellule réagira et communiquera à un muscle en 2 par l'intermédiaire des nerfs centrifuges un mouvement quelconque de préhension ou de répulsion. Si la même excitation se répète souvent, la transmission de 1 en 2 se fera de plus en plus rapidement par le fait de l'adaptation de la cellule E à un mode de réaction qui sera toujours le même, transmission qui dès lors sera réflexe, automatique, sans grande modification physico-chimique de la cellule ; alors, il n'y aura plus de sensation ou plutôt il y aura une sensation infime qui passera inaperçue, c'est-à-dire que l'onde nerveuse passera directement de 1 en 2 sans aller exciter d'autres cellules avoisinantes, ce qui donnerait lieu à un processus psychique (désintégration et rédintégration) senti.

Non seulement la cellule E peut réagir sur le muscle 2, mais encore elle peut transmettre son excitation en E', E'', E''' et s'associer à ces cellules ; alors se produira un travail d'élaboration d'association (phénomène physico-chimique de désintégration et rédintégration), il y aura une association de sensations. Or, nous avons vu que les associations de sensations donnaient lieu à des images, à des idées qui étaient senties et constituaient le phénomène de vision intérieure. L'élaboration psychique produira une réaction qui, si elle est transmise en 2, y parviendra avec un certain retard causé par cette élaboration elle-même. Elle sera de la pensée ; en même temps que donnant lieu à un phénomène de désintégration et rédintégration cellulaire, elle sera sentie dans le lieu même qui en sera le siège.

Supposons que la même excitation se reproduise souvent, il y aura une *association dynamique cellulaire* qui transmettra la réaction de plus en plus vite ; le phénomène physico-chimique deviendra donc de moins en moins accentué, et la transmission, de sentie qu'elle était au début, deviendra de moins en moins sentie ; elle finira par être réflexe, automatique ; c'est ainsi que le langage, l'écriture, le piano, donnant lieu tout d'abord à un travail psychique de coordination, deviennent automatiques par la répétition et l'habitude (1).

Les associations cellulaires qui conduisent à la connaissance des choses extérieures, peuvent aussi conduire à la connaissance du moi. Cette connaissance du moi, dira-t-on, devrait être inconsciente ; le moi étant toujours identique à lui-même, sa connaissance doit par suite être inconsciente. Oui, pour les faits du moi qui sont toujours identiques à eux-mêmes, comme les battements du cœur, la respiration, la digestion, etc., et qui toutefois deviennent conscients dans des circonstances données.

Mais le moi considéré dans ses rapports avec les excitations sans cesse changeantes et agissantes de l'extérieur, ce moi-là varie constamment. L'adaptation de nos mouvements et de nos actes donne lieu à une élaboration psychique sans cesse renouvelée, sans cesse renaissante ; les associations sont de plus en plus nombreuses, les élaborations psychiques de plus en plus compliquées ; les phénomènes de désintégration et de rédintégration cellulaires de plus en plus actifs, par conséquent de plus en plus sentis.

(1) Dans le même ordre d'idées, voici ce que M. *Mathias Duval* dit dans sa préface introductive au livre de M. Ramon y Cajal, p. 10 (*Nouvelles Idées sur la structure du système nerveux*. Traduction du Dr Azoulay) :

« Pour la moelle aussi bien que pour le cerveau, il nous semble qu'on ne saurait trop insister sur ce fait que les rapports de transmissions ont lieu par contiguïté et non par continuité des ramifications fibrillaires d'une cellule à l'autre. Si le réseau fibrillaire était fixe, c'est-à-dire à connexions intercellulaires par continuité, une pareille continuité ne pouvant pas être considérée autrement que comme établie d'une manière définitive, constante, on a peine à concevoir comment l'exercice arriverait à rendre si particulièrement faciles certaines transmissions, correspondant à des actes laborieusement appris, puis, qui finissent par se produire presque automatiquement, comme l'action d'écrire, de jouer d'un instrument de musique, etc. Au contraire, avec la simple contiguïté des fibrilles terminales de chaque cellule dans le réseau, les voies nerveuses de conduction et d'association nous apparaissent comme pourvues sur leur trajet d'une série infinie de commutateurs, et on conçoit alors que l'exercice puisse accentuer la transmission dans certaines directions plus spéciales, en rapport avec les aptitudes acquises. Avec l'ancienne idée du réseau nerveux à connexions préétablies, fixes et définitives, les résultats de l'éducation demeuraient un problème peu compréhensible : avec les rapports de contiguïté de ces éléments, le système nerveux nous apparait comme pour ainsi dire essentiellement malléable. » (Paris, Reinwald et Cie, éditeurs, 1895).

Pour cette observation du moi sans cesse agissant, il faut une élaboration sans cesse agissante ; dans la connaissance du moi, dans ses rapports avec l'extérieur, il y a constamment le phénomène senti de vision intérieure, et cette connaissance du moi est une élaboration psychique surajoutée, particulière au moi, une spécialisation de la pensée. Elle peut donner lieu à des résultats monstrueux, car l'idée du moi est capable d'aboutir, comme nous l'avons vu, à une série d'images mentales nombreuses qui réagiront d'une façon tout à fait incohérente aux yeux des autres personnes.

Cette élaboration psychique qui donne naissance à l'idée, à la connaissance du moi, se fixe dans notre cerveau à l'état d'agrégat qui sans cesse vient s'associer avec les excitations sans cesse reçues, sans cesse renouvelées d'une façon différente; c'est la conscience perpétuellement revivifiée de soi-même, dans ses rapports avec nos diverses sensations, images, pensées et volitions ; c'est la continuelle observation de soi-même, dans ses modifications et dans ses actes, c'est la conscience, telle que nous l'avons définie et l'ont définie Guizot, Spinoza, etc.

La conscience impliquant la sensation, voyons donc dans la série des êtres comment évolue la *sensation*.

« Chez les amphibiens et chez les reptiles, le rudiment de l'écorce cérébrale n'est guère relié qu'avec l'appareil olfactif...

« La pensée a donc commencé dans la série animale par l'élaboration des *perceptions* olfactives. Nous connaissons ainsi la nature des *sensations* qui, pour la première fois, trouvèrent dans le cerveau antérieur un substratum anatomique, condition de la conservation et de l'association des souvenirs de *ces sensations avec d'autres modes de sentir inégalement développés*...

« Comparé à l'appareil olfactif, tout le reste du cerveau antérieur des reptiles semble de peu d'importance...

« Ainsi, il n'y a point de doute que la plus grande partie de l'écorce du cerveau des reptiles ne soit une « écorce olfactive ». Que l'écorce cérébrale, là où elle se montre pour la première fois dans la série des vertébrés, ne soit que le centre d'un seul sens, celui de l'olfaction ; que toutes les associations que cette écorce réalise, tous ses souvenirs, toutes ses images mentales, appartiennent à ce sens unique, c'est là sans doute un des résultats les plus considérables que l'anatomie comparée ait livrés à l'étude des fonctions du cerveau, et en particulier à celle de la psychologie comparée. Avant d'inaugurer d'une façon scientifique de pareilles études, il fallait savoir *quelles impressions des sens, quelles perceptions*, les vertébrés inférieurs avaient d'abord *élaborées*, *conservées*, *associées, sous la forme de symboles de la pensée.*

« Quelle peut être la nature des *sensations* et des *perceptions* olfactives chez les poissons ? S'ils *reconnaissent* les odeurs, s'ils possèdent une mémoire olfactive, ils doivent avoir des représentations de cette nature, et des images olfactives doivent entrer dans une part prédominante dans *les processus d'association* qui sont, chez les poissons comme chez l'homme, toute l'intelligence. » (*Op. cit., Dict. de phys.*)

Il est bien évident que les poissons possédant un rudiment d'écorce, auront alors des *sensations* (phénomène de desintégration et rédintégration) très rudimentaires, Il est non moins évident que l'élaboration amenant des associations de sensations sera de même très rudimentaire (élaboration signifiant aussi désintégration et rédintégration des cellules cérébrales).

Comme le champ d'élaboration est excessivement restreint et comme les excitations seront toujours à peu près identiques à elles-mêmes, puisqu'elles ne pourront être perçues qu'avec un seul sens, les modifications cellulaires ne seront pas sans cesse changeantes comme chez l'homme ; elles passeront à l'état réflexe et n'auront pu que très faiblement donner lieu à ce phénomène d'élaboration exigeant désintégration et rédintégration.

Donc, si nous accordons aux poissons une conscience, celle-ci sera extrêmement rudimentaire ; si ces êtres ont associé des sensations, ils ne sont sûrement pas arrivés à une connaissance infime du moi.

Les ganglions nerveux et la moelle qui, chez les vertébrés supérieurs, n'agissent que comme centres nerveux inconscients, paraissent agir chez certains animaux inférieurs comme centres de *sensations organisées en vue d'une fin*, *coordonnées*, donnant lieu à des mouvements coordonnés.

Ainsi, *Steiner* et *Schrader* ont observé des poissons et des grenouilles décérébrés qui font encore la chasse aux vers et aux mouches. Max Schrader a prouvé « que loin d'être incapable de se mouvoir *spontanément* et de s'alimenter, la grenouille dont les deux hémisphères cérébraux ont été totalement enlevés, peut encore d'elle-même changer de place et de milieu, suivant les saisons, comme les grenouilles normales, et se nourrir de mouches qu'elle attrape, quand les effets du traumatisme expérimental ont été dissipés. »

« Ainsi, dit *Beaunis*, nous voyons dans la sélection des êtres la conscience (qui est prise par lui dans le sens d'associations, de coordination de sensations en vue de mouvements coordonnés, mais indépendante de la mémoire individuelle consciente) se réfugier dans des centres ganglionnaires distincts pour se localiser enfin chez l'homme et les mammifères dans l'encéphale. » (*Beaunis,* p. 788.)

Les expériences de Goltz, de Steiner, de Schrader, tendent à prouver que chez la grenouille la lésion d'un point quelconque de la moelle allongée n'entraîne pas nécessairement la perte des mouvements coordonnés, et qu'il est facile, au moyen de sections du système nerveux central, de partager une grenouille pour ainsi dire en trois animaux, en segments de la tête, du membre antérieur et du membre postérieur... La forte localisation du système nerveux des vertébrés supérieurs n'a pas encore apparu chez les batraciens. (*Dict. phys.*, p. 791.)

A propos des expériences faites sur les oiseaux, les physiologistes ne sont pas d'accord. Max Schrader prétend qu'après l'ablation des hémisphères cérébraux, mais avec la conservation des couches optiques, ces animaux *voient encore*; ils évitent les obstacles, s'envolent spontanément vers un but, etc.

« L'animal privé de son cerveau se meut dans un monde de corps dont la situation dans l'espace, la grandeur et la forme déterminent la nature de ses propres mouvements, *mais qui lui sont tout à fait indifférents.* » — « Le mâle roucoule sans observer sa femelle qui se trouve à proximité. La femelle n'a souci des jeunes qui crient après leur nourriture (p. 792). Les réactions correspondent exactement aux excitations. » Tous ces mouvements sont absolument réflexes, automatiques, sans élaboration mentale, sans conscience.

Munk prétend que des restes de cerveau devaient exister chez les pigeons de Schrader, car ceux qu'il a opérés sont devenus complètement aveugles.

Mais ceci ne vient nullement contredire notre théorie, et les expériences répétées de Rolando, Flourens, Goltz, Munk, Max Schrader, Ch. Richet, prouvent que ces animaux, ayant encore conservé des sensations, avaient du moins perdu l'organe nécessaire pour les associer et que, cette élaboration mentale manquant, ils étaient absolument inconscients.

Nous savons d'après les expériences de Goltz, de Munk, de Schrader, que les chiens sans cerveau ont encore des sensations qui peuvent même donner lieu à un certain nombre de mouvements coordonnés, mais qu'ils sont sans intelligence et aussi sans *conscience.*

Il n'est cependant pas niable que ces bêtes non décérébrées arrivent à une certaine conscience, à une certaine connaissance du moi, qu'elles observent leur entourage et qu'elles s'observent elles-mêmes, afin de modifier leurs actes, selon les circonstances. Nous avons cité M. Ch. Richet qui accorde une conscience aux chiens ; M. P. Janet dit, de son côté : « Personne ne doute aujourd'hui de la conscience du chien. » (*Automat. psych.*, p. 22.)

Nous allons voir que chez les animaux il peut y avoir une certaine conscience, connaissance de soi-même.

« Le renard, dit *Dupont*, n'ignore point l'art de chasser de compagnie : il lance le lièvre et le poursuit en jappant ; ses cris avertissent le compagnon préparé à couper le chemin du fuyard. Mais ce n'est qu'avec sa femelle qu'il exécute cette opération combinée : le conseil, dans cette espèce, n'est jamais composé que du ménage (1). »

Cet animal, en même temps qu'il montre une intelligence délicate, arrive aussi à une conscience claire de son être et des dangers qui l'entourent.

« A un grand fond de prudence le renard joint une patience extrême, et c'est surtout en présence d'un piège ou pendant qu'on le chasse que ces qualités se manifestent. S'il arrive que toutes les gueules du terrier soient masquées par des pièges, l'animal les évente, les reconnaît, et plutôt que d'y donner, il s'expose à la famine la plus cruelle. J'en ai vu s'obstiner ainsi à rester jusqu'à quinze jours dans le terrier, et ne se déterminer à sortir que quand l'excès de la faim ne leur laissait plus de choix que celui du genre de mort. Cette frayeur qui retient le renard, n'est alors ni machinale ni inactive : il n'est point de tentative qu'il ne fasse pour s'arracher au péril; tant qu'il lui reste des ongles, il travaille à se faire une nouvelle issue, par laquelle il échappe souvent aux embûches du chasseur. Si quelque lapin enfermé avec lui dans le terrier vient à se prendre dans l'un des pièges, ou si quelque autre hasard le détend, l'animal juge (*a conscience*) que la machine a fait son effet, et il passe hardiment et sûrement (2). »

Ainsi que le dit Taine pour l'homme, il est évident que les animaux qui ont une conscience, peuvent arriver à des conclusions monstrueuses.

Si, des expériences sur les animaux, nous passons à l'observation de l'homme, nous arrivons à des résultats beaucoup plus importants et à une *conception de la conscience* se rapprochant bien plus des définitions que nous avons rapportées.

Chez les animaux, on constate une observation d'eux-mêmes

(1) Dupont, *Quelques Mémoires sur différents sujets*, Paris, 1807, p. 267.
(2) A. Leroy, *Lettres sur l'intelligence des animaux*, Paris, 1802, p. 30.

et de leurs actes, en vue de modifier les derniers ou de les approprier à tel ou tel fait.

Mais cette *conscience qui s'impose d'elle-même*, on ne la voit bien qu'au fur et à mesure qu'on s'élève dans la série des êtres, et surtout dans les races humaines. Ainsi : « l'homme de plus en plus contemple ce qui se passe en lui, assiste à sa propre existence, est pour ainsi dire spectateur de lui-même. » Cette conscience de soi-même, inégalement développée chez les hommes, est perfectible. Elle est donc le fait d'une *élaboration particulière* de centres nerveux *peut-être spéciaux*, qui seraient de plus en plus développés chez les êtres vivants et qui s'accroîtraient particulièrement chez les races supérieures.

Lorsque la connaissance du moi vient s'associer avec les excitations tant externes qu'internes, en vue de coordonner les mouvements et de les adapter à une fin, il doit falloir un certain temps d'élaboration, ce qui entraîne un certain retard, comme nous l'avons dit plus haut; on peut donc considérer le phénomène de conscience comme donnant lieu à un *temps d'arrêt* aussi appelé *phénomène d'arrêt.*

Il importe de savoir si les physiologistes n'ont pas trouvé, au cours de leurs expériences, quelque chose se rapportant à ce que nous venons de dire. Le célèbre physiologiste *Frédéric Goltz* a observé que, si on enlevait les lobes antérieurs du cerveau chez les chiens, ceux-ci devenaient farouches, méchants, marchaient constamment dans leurs cages, mordant à droite et à gauche, développant une énergie extraordinaire ; ces animaux étaient comme déséquilibrés, fous, *sans conscience.*

En présence de cette énergie dépensée, les physiologistes ont conclu que ces centres étaient des centres d'arrêt.

Voici ce que dit Goltz (*VIe Mém.*, 461, 2. — V. J. Soury, *les Fonct. du cerv.*, p. 121) : « Les chiens qui ont subi de grandes et profondes mutilations bilatérales du cerveau antérieur se montrent, dans tous leurs mouvements, singulièrement lourds et maladroits. Ainsi, ils ne peuvent maintenir un os avec leurs pattes. Au contraire, les animaux opérés bilatéralement du cerveau postérieur exécutent des mouvements habiles, savent bien manger et maintiennent très bien un os avec leurs deux pattes. La lourdeur et la maladresse de tous les mouvements observés chez les chiens opérés du cerveau antérieur, sont en rapport avec ce fait qu'ils ont pour toujours désappris à tendre la patte sur invitation. D'après mes premières expériences, j'avais admis que les animaux qui ont subi une ablation bilatérale du cerveau postérieur avaient aussi perdu pour toujours la faculté de présenter les pattes. Je puis aujourd'hui rectifier ce que j'ai dit à cet égard, et en même temps augmenter d'un le nombre des caractères distinctifs entre les animaux opérés du cerveau antérieur ou du cerveau postérieur. Je n'ai encore observé jusqu'ici un seul chien, et par là je confirme ce que j'ai dit plus haut, qui, après de grandes et profondes mutilations de la zone motrice des deux hémisphères, ait récupéré la faculté de présenter les pattes antérieures sur invitation. Depuis la publication de mon dernier mémoire, j'ai vu, au contraire, plusieurs chiens opérés des lobes occipitaux qui avaient conservé cette faculté. »

Ainsi les chiens opérés des lobes antérieurs du cerveau « étaient comme déséquilibrés, fous, sans conscience ».

Maintenant, rapprochons de ce qui précède ce que dit *Flechsig* :

« Le centre d'association antérieur est spécialement en rapports *très étroits avec la sphère des sensations organiques*. Le plus souvent, en effet, tous deux sont atteints en même temps, et de leur commune maladie résultent finalement, et sans aucune exception, *l'anéantissement complet de la personnalité*, *du « moi »*, *l'oubli de soi-même*, la perte du bon sens et *l'abolition de la conscience claire*. Les individus, ainsi frappés, sont incapables de toute action libre ; il leur manque toujours des motifs pour agir. Au contraire, les individus dont la sphère des sensations organiques ainsi que le centre d'association frontale sont intacts, viennent-ils à être totalement aveugles, sourds, insensibles aux odeurs et aux saveurs, sont encore capables de fonctions intellectuelles élevées et d'une libre manifestation de leur personnalité. » (Flechsig, *Étude sur le cerveau*, trad. Lévi. Vigot frères, éditeurs, 1898, p. 93.)

Si après cela, on observe que les physiologistes ont toujours considéré les centres frontaux comme présidant aux plus hautes facultés psychiques, il semble bien logique et d'accord avec les faits de considérer ces centres comme des centres de conscience psychique (c'est-à-dire pouvant servir plus spécialement à la connaissance du moi).

C'est d'ailleurs ce que tendra à nous prouver l'observation faite sur l'homme et qui, à ce point de vue, a une très grande valeur.

Voyons le cas d'un mineur américain dont l'histoire est relatée par D. Ferrier (*De la Localisation des maladi es crébrales*, trad. de Varigny, pp. 46 et s.) :

« P. Gage, âgé de vingt-cinq ans, barrait un trou de mine au moyen d'une barre de fer pointue ; la charge éclate ; la barre de fer, la pointe en avant, traversa net le sommet du crâne, dans la région frontale; près de la suture sagittale. Ni paralysie, ni anesthésie, dit-on, mais changement profond du caractère. Or, d'après la relation de Harlow, ce mineur, jusqu'alors considéré par ses chefs comme un des meilleurs conducteurs de travaux, fut jugé incapable de continuer ses anciennes fonctions. L'équilibre, la balance pour ainsi dire, entre ses facultés intellectuelles et ses penchants instinctifs semblent détruits. Nerveux, irrespectueux, il jure maintenant de la façon la plus grossière; il supporte impatiemment la contrariété et n'écoute plus les conseils des autres; à certains moments, il est d'une obstination excessive, bien qu'indécis et capricieux. C'est un enfant pour l'intelligence, un homme pour les passions et les instincts. Chacun dit : « Ce n'est plus Gage. »

« Le caractère irritable et violent dans les lésions du lobe frontal a été encore noté dans des observations de *Congreve-Selwyn*, *Lépine*, *Davidson*, etc., ainsi que la nature purement réflexe des mouvements. Dans le cas de *Baraduc*, un vieillard dont les trois circonvolutions frontales des deux hémisphères furent trouvées atrophiées, se promenait constamment en rond, ramassait ce qu'il rencontrait, ne parlait plus et était tombé d'ailleurs dans un état de démence complète. Depuis assez longtemps, mon attention ayant été attirée sur ce point, j'ai pu réunir moi-même un certain nombre d'observations qui s'accordent à montrer l'existence du caractère irritable et violent dans les lésions des lobes frontaux. » (J. Soury, *les Fonct. du cerveau.*)

CONCLUSIONS

Qu'allons-nous tirer de tout ce chapitre? Quelles conclusions apporterons-nous ? Nous pourrions dire tout d'abord que la conscience suppose la sensation, et que, toutes les fois qu'il y a *conscience, il y a sensations, élaboration de sensations ou bien remémoration de sensations.*

Mais la conscience, comme l'ont définie les philosophes, c'est la connaissance du moi, l'observation, l'analyse de soi-même.

Comme la pensée, elle existe chez les animaux, mais à un degré moindre. Elle marche parallèlement avec le développement du cerveau, et c'est seulement chez l'homme, où l'élaboration beaucoup plus considérable de la pensée permet d'arriver à des connaissances élevées, que la conscience est réellement claire et s'affirme d'elle-même; elle varie selon les races, elle est éducable.

Avec des sensations plus ou moins anormales, avec des associations de sensations plus ou moins incoordonnées, dépendant peut-être d'une incoordination des centres d'association ; avec une éducation mal comprise, avec le hasard des circonstances et des excitations tout à fait indépendantes de l'être, celui-ci (nous l'avons vu avec Taine) peut arriver à une conception tout à fait monstrueuse du moi.

« Mais, si l'évolution progressive de la conscience marche de pair avec l'évolution progressive de l'intelligence, il ne faut pas cependant confondre la conscience avec les autres phénomènes intellectuels. C'est une fonction tout à fait spéciale, une complication surajoutée au mécanisme psychique; ce n'est pas la psychologie tout entière. Nous pouvons considérer des mécanismes admirables, accomplissant des actions dont la finalité est profonde, et qui cependant sont dépourvus de conscience. Les évolutions des abeilles, qui se font probablement sans conscience sont d'un ordre psychique extrêmement élevé. Ce qui manque aux abeilles, c'est la *connaissance du moi*, et je ne saurais vraiment décider la question de savoir si c'est une réelle supériorité. On peut concevoir l'existence de puissantes intelligences avec une mémoire du *moi* très peu nette ; de même que la mémoire du moi très nette, avec des sensations vives et des efforts puissants, n'est pas toujours le signe d'une grande force intellectuelle, dans le sens vulgaire du mot. » (Ch. Richet, *Psych. générale*, p. 120.)

Nous ajouterons que les expériences de Goltz sur les lobes antérieurs du cerveau des chiens, que les travaux de Flechsig sur ces mêmes parties du cerveau de l'homme, renforcés d'un, certain nombre d'observations fort curieuses, sembleraient prouver que ces centres — qui jouent un rôle d'inhibition psychique — sont dans un rapport assez sensible avec le phénomène de conscience tel que nous l'avons conçu.

Mais nous ne sommes pas d'accord avec M. Ch. Richet, disant « qu'il ne saurait vraiment décider la question de savoir si la connaissance du moi est une réelle supériorité. »

Pour nous, la connaissance du moi, claire, nette, bien coordonnée, est une élaboration psychique par excellence ; elle fait que l'homme n'est pas un automate, qu'il s'analyse, qu'il peut arriver aux plus hautes conceptions de sa personnalité et s'observer pensant.

C'est la *coordination nécessaire* qui fait que la conscience humaine a évolué si lentement à travers les siècles. L'humanité, sans cesse renouvelée, recommence sans cesse l'éducation de sa conscience; heureusement, elle peut transmettre par les livres les connaissances qui sont ses conquêtes et celles des siècles passés. Continuellement remises sur le chantier, toujours élaborées de nouveau, ces connaissances arrivent à une coordination que les cerveaux sainement coordonnés acceptent comme étant en harmonie avec leurs pensées et sont admises alors comme des vérités.

Mais avant d'atteindre la Vérité, que d'incoordinations! Ce n'était pas sans difficulté que l'esclave dont parle Taine arrivait au terme qui lui était assigné. Ce n'est qu'après mille erreurs corrigées par ses éducateurs qu'un jeune cerveau arrive à la solution coordonnée d'un problème.

Que de milliers de siècles ne faudra-t-il pas encore pour que toutes les connaissances humaines soient sainement coordonnées, et, si jamais luit la Vérité idéale, ou du moins une parcelle de cette Vérité idéale, combien n'y aura-t-il pas encore sur la terre de cerveaux humains incapables de l'entrevoir?

VOLONTÉ

I. — Définitions.
II. — La volonté n'est pas libre.
III. — La volonté n'est pas une faculté.
IV. — La volonté n'est pas une force d'inhibition.
V. — La volonté, résultante de forces.
VI. — De l'éducation dans la volonté.
VII. — Quelques faits discutés.
VIII. — Conclusions.

LA VOLONTÉ

DÉFINITION

Dans ce chapitre, nous allons étudier la volonté. Nous verrons qu'au sens traditionnel du mot, cette volonté, « puissance intérieure par laquelle l'homme se détermine à faire ou à ne pas faire », n'existe pas, comme le dit, du reste, M. *J. Soury,* citant *Max Schrader*. Cependant, puisque c'est un mot de notre langue et que nous n'avons pas la prétention de le supprimer, nous nous en servirons, et, comme nous constaterons qu'il est des forces qui poussent l'homme à agir, nous appellerons volonté *la résultante de ces forces.*

Pour nous, la volonté sera, non pas une force d'inhibition, d'arrêt, comme pour M. *Charles Richet*, mais une force qui s'impose à nous et nous pousse à agir : l'homme est déterminé, il ne se détermine pas lui-même.

Si l'on s'empare de la définition traditionnelle de la volonté, on est amené à se demander : 1° si la volonté est libre ou non, si le libre arbitre existe ; 2° si elle est une faculté spéciale.

LA VOLONTÉ N'EST PAS LIBRE

« Il doit arriver très souvent que les déterminations qui nous paraissent les plus libres, ne sont, en réalité, que la résultante de notre organisation native, de notre éducation et de sensations ou d'émotions actuelles dont nous n'avons pas conscience.

« Les statistiques prouvent que les faits qui paraissent soumis uniquement à la volonté humaine, comme les mariages, les crimes, les suicides, etc., se produisent avec une étonnante régularité et sont soumis à des causes et à des lois parfaitement déterminées. La volonté joue, du reste, dans nos actions une influence bien moins grande que nous ne le croyons nous-mêmes; notre vie, nos pensées, nos actions, sont bien plus souvent machinales que volontaires et raisonnées, et, étant connus le caractère et les habitudes des hommes, on peut prédire à coup sûr, dans la majorité des cas, la détermination qu'ils prendront dans une circonstance donnée. Il est de toute évidence que l'homme a le pouvoir de faire ce qu'il désire, mais est-il libre de désirer ou de ne pas désirer, est-il maître de ses émotions ? »

Ces quelques lignes empruntées à M. *Beaunis* (*la Physiologie de l'homme*, t. II, p. 800), démontrent fort bien qu'on peut, dès le début, avoir des doutes sur la liberté de la volonté et quelques motifs de la nier. L'explication que leur auteur donne des mouvements involontaires et volontaires semble prouver qu'il songe, comme beaucoup de personnes, à une faculté spéciale :

« La différence des actes volontaires et involontaires consiste essentiellement en ceci que nous n'avons conscience de l'acte involontaire qu'au moment même où il s'accomplit, tandis que l'idée de l'acte volontaire préexiste dans la conscience avant l'accomplissement de l'acte. Si l'on réfléchit que les actes volontaires par la répétition et l'habitude deviennent machinaux et automatiques, si l'on se rappelle, d'autre part, que les actes psychiques ne sont pas instantanés, mais ont une certaine durée, on peut concevoir de la façon suivante le mécanisme des actes volontaires : soit un mouvement volontaire succédant à une sensation visuelle, par exemple; il est très probable, d'après les données de l'anatomie et de la physiologie nerveuse, qu'entre le centre de perception et le centre moteur, il existe un centre nerveux intermédiaire qui reçoit l'excitation partant du centre sensitif et la renvoie au centre moteur ; ce mouvement volontaire s'accompagnera donc de trois états de conscience successifs, correspondant à l'excitation de ces trois centres : une sensation visuelle, une impulsion spéciale ou une tendance au mouvement et une sensation de mouvement ; tant que la durée de ces trois actes successifs est assez longue, ils sont saisis à part et isolément par la conscience, et nous avons, avant le mouvement même, l'idée du mouvement qui va se produire ; *nous pouvons alors*, si cette idée du mouvement éveille l'activité de certains centres antagonistes, enrayer le processus de façon que l'idée ne passe pas en acte... » (Beaunis, *la Physiol. humaine*, t. II, p. 800.)

Ce *nous pouvons alors* est de trop ; ce pouvoir, cette faculté, n'existent pas.

LA VOLONTÉ N'EST PAS UNE FACULTÉ SPÉCIALE.

Nous avons conscience d'une idée qui apparaît en notre cerveau (suivant le mode d'apparition des idées) et qui nous pousse à agir, à faire un certain mouvement, à accomplir un certain acte ; si aucune autre idée associée ou appelée par la première ne se révèle et ne vient se poser en antagoniste de la première, eh bien, l'acte sera accompli et vivement, acte souvent automatique ou inconscient.

Mais qu'une idée, que plusieurs idées antagonistes de la première apparaissent successivement, notre être soumis alors à des influences contraires et attiré par chacune d'elles, cédera aux plus fortes. Comme il se produit chez nous un phénomène particulier que nous avons étudié précédemment et qui est la *conscience*, nous aurons conscience de la lutte (si lutte il y a) qui se passera en nous et, nous induisant nous-mêmes en erreur, nous croirons que c'est nous qui nous déterminons, tandis qu'au contraire, c'est nous qui obéissons à l'idée la plus forte et sommes déterminés par elle.

A ce sujet, M. *J. Soury* dit *(Fonct. du cerveau*, p. 126) : « Puisqu'il est impossible de distinguer rigoureusement les mouvements réflexes des mouvements volontaires, pourquoi essayer de les distinguer ? Des mouvements volontaires supposent d'ailleurs l'existence d'une volonté, c'est-à-dire d'une faculté qui, comme la mémoire et l'intelligence, n'est qu'une abstraction, une vaine entité d'école. La volonté, a très bien dit Max Schrader, doit être bannie de la physiologie comme un *deus ex machina*. Il faut avec Schiff faire du réflexe la cause unique de tous les mouvements des animaux.

« Tout mouvement d'un organisme est nécessairement réflexe, qu'il s'agisse d'une simple contraction musculaire ou d'une réaction aussi complexe que celle de tout notre être en présence d'un danger à éviter, qu'il s'agisse des mouvements externes par lesquels nous manifestons nos besoins, notre humeur, notre caractère, ou des mouvements internes des réactions mutuelles de nos éléments nerveux. Dans les organismes, comme dans le reste du monde, il n'y a qu'actions et réactions ; et naturellement les mêmes lois du mouvement, les mêmes lois mécaniques qui régissent les corps célestes des plus lointains systèmes, comme les mouvements de la sève chez les végétaux, gouvernent également le chœur des atomes de nos molécules cérébrales et spinales. Le mécanisme des représentations mentales, des images sensorielles ou des images motrices est donc aussi fatalement déterminé que celui de la cristallisation d'un sel ou du flux et reflux des marées. Point d'autre différence que la complexité croissante ou décroissante des phénomènes.

« La seule différence spécieuse qu'on pourrait faire entre les mouvements de l'organisme serait celle de conscients et d'inconscients... Mais la conscience n'est qu'un état, un épiphénomène, ce n'est pas plus un être que la volonté. Ainsi que la mémoire la conscience, à quelque degré que ce soit, est une propriété universelle de la matière organisée tout au moins. »

Comment s'élaborent chez nous ces phénomènes que nous appelons *volontaires ?*

LA VOLONTÉ N'EST PAS UNE FORCE D'INHIBITION

M. *Charles Richet* cite le soldat qui dans la bataille baisse la tête, en entendant une balle siffler et il appelle ce mouvement réflexe, psychique, conscient, mais involontaire.

Si nous nous reportons à la figure de la page 184 à propos de la conscience, nous voyons que l'excitation en 1 de la membrane sensible s'est transmise en 2 par le circuit TE. En E a eu lieu un phénomène d'élaboration psychique comme dans l'exemple Maskelyn (chap. de physiologie) qui a retardé d'autant l'acte accompli en 2. Si l'impression, qu'il ne faut pas confondre avec l'excitation, a été très forte, la réponse a dû se produire aussitôt (réflexe, conscient ou inconscient) ; mais l'excitation de E a pu se communiquer en E' E" E''', et alors il s'est accompli une élaboration psychique beaucoup plus complète qui s'est communiquée avec un retard beaucoup plus grand : certaines *idées forces*, *dynamiquement* organisées, ayant alors été stimulées, ont pu réagir en 2, avec plus d'énergie que l'impression perçue en E et donner un résultat égal à la somme ou à la différence de ces deux énergies.

Supposons qu'avant la bataille, le général ait exhorté ses soldats à être braves, qu'il ait traité de lâches ceux qui baissent la tête. Ses paroles auront produit un effet plus ou moins grand chez les soldats, suivant leur état physiologique, naturel ou accidentel ; elles auront fait naître dans leur cerveau une idée, et cette idée aura une valeur et une persistance plus ou moins forte : chez les uns, elle acquerra une énergie capable de neutraliser l'effet de frayeur produit par le sifflement des balles ; chez les autres, peut-être les plus nombreux, elle n'aura qu'une faible intensité, et la peur produite par ce sifflement l'emportera de beaucoup ; les premiers ne baisseront pas la tête, les seconds la baisseront.

Cette force d'inhibition, d'arrêt, qui empêche certains de courber la tête, c'est pour M. *Richet* la volonté. Pour nous qui considérons plusieurs forces en présence, il n'en est pas ainsi. Dans l'hypothèse que nous envisageons, celle du soldat qui ne baisse pas la tête, nous constatons que l'idée, idée force empêche un mouvement instinctif de se produire. C'est le blâme infligé au soldat faisant ce mouvement, qui a donné naissance à l'idée que baisser la tête est le fait d'un lâche, idée qui, organisée dans le cerveau, est devenue assez puissante pour contrebalancer l'impulsion poussant à accomplir ce mouvement.

Comment expliquerons-nous ce phénomène dont la constatation est d'une grande valeur et doit, comme nous le verrons dans la suite, jouer un grand rôle dans l'éducation de l'homme et des sociétés ?

Prenons tout d'abord la loi physiologique qui régit l'inhibition. « Cette loi, dit M. *Richet*, a été formulée à peu près ainsi par M. *Brown-Séquard* :

« Tout segment nerveux est pour le segment nerveux adjacent capable de provoquer soit l'excitation, soit l'inhibition. Par conséquent, une excitation partant d'un point quelconque du système nerveux peut provoquer un mouvement d'ensemble, et une autre excitation partant d'un point différent peut arrêter ce mouvement d'ensemble. Les physiologistes ont donné maints exemples de semblables effets pour beaucoup de phénomènes. »

Ouvrons maintenant un précis de mécanique ; nous allons y trouver une bonne explication, en nous servant du théorème sur *la condition générale de l'équilibre d'un corps solide libre* :

« Pour qu'un système d'un nombre quelconque de forces appliquées à un corps solide libre soit en équilibre, il faut et il suffit que les deux forces auxquelles peut être réduit le système soient égales et directement opposées. »

Les données de ce théorème vont s'appliquer parfaitement au cas dont nous nous occupons ; nous comparerons le cerveau à un corps solide libre et nous dirons que les deux forces directement opposées sont : 1re force : l'excitation qui part d'un point quelconque du système nerveux et peut provoquer un mouvement d'ensemble ; 2e force : l'autre excitation qui part d'un point différent et qui peut arrêter ce mouvement d'ensemble. Le soldat qui ne baisse pas la tête a été soumis à des forces contraires.

1er groupe de forces : sifflement du projectile qui n'est rien par lui-même, mais qui provoque une excitation auditive, n'ayant de valeur que par les idées auxquelles elle donne naissance.

2e groupe de forces : proclamation du général qui n'a de valeur également que par les idées qu'elle a fait naître.

Ces idées diverses sont des forces qui, comme nous le voyons en mécanique, peuvent se réduire en dernier lieu à deux F et F'.

Si le soldat ne courbe pas la tête, c'est que ces deux forces sont égales et de sens contraire.

Restant sur le terrain de la mécanique, nous dirons :

Si les idées-forces agissent dans le même sens, leur résultante sera égale à leur somme.

Si elles agissent en sens contraire, leur résultante sera égale à leur différence.

En un mot, *la volonté est la résultante des forces agissant sur notre organisme.*

LA VOLONTÉ, RÉSULTANTE DES FORCES.

Cette volonté est d'autant plus grande que certaines forces l'emportent sur d'autres avec plus d'énergie.

Cette façon de comprendre la volonté nous permet et nous permettra d'expliquer tous les faits de notre existence dont beaucoup sont inexplicables sans elle. Nous n'aurons nullement besoin de recourir à la théorie du « *criminel-né* », pour comprendre certains actes criminels. (Nous ne voulons pas, bien entendu, rejeter cette théorie et dire qu'il n'y a pas certaines prédispositions héréditaires ou acquises dont il faille tenir compte.) Nous saisirons à merveille certains grands événements qui se produisent dans la vie des peuples et où nous voyons des hommes, représentants d'idées différentes, poussés les uns contre les autres par des forces en quelque sorte irrésistibles.

Nous allons voir à l'instant, en prenant un épisode banal de l'existence, que la définition que nous donnons de la volonté a quelques raisons d'être bien fondée.

Voici un étudiant en médecine, à son réveil, un matin du mois de décembre. De son lit, il aperçoit la neige tomber sur les toits, en blancs flocons ; il va être livré à des influences contraires.

1° Il y aura d'abord chez lui, l'état de torpeur de tout être qui se réveille. Cet état de torpeur sera plus ou moins intense suivant son état physiologique, actuel et héréditaire : il dépendra des habitudes qu'il a prises étant tout enfant, d'une intoxication qui a pu lui être donnée la veille par quelque poison cérébral ou pendant la nuit par quelques exhalaisons de gaz carbonique ou d'oxyde de carbone provenant d'une cheminée voisine ; ou bien il dépendra encore d'un rêve fait pendant le sommeil. De ce qui précède, il résulte que notre étudiant sera soumis à son réveil à un faisceau de forces physiologiques.

2° Il sera soumis également à des forces psychiques qui sont les idées suivantes : il ne doit pas faire bon dehors, tandis qu'il fait très bon au lit ; il est préférable de rester chez soi que de sortir.

Mais d'autres forces agiront sur notre étudiant et l'exciteront à sauter du lit :

1° Il y aura toute une hérédité de travail, toute une organisation native et perfectionnée, soit au collège, soit au régiment ; elles pousseront à l'action, au mouvement.

2° Il y aura les idées suivantes : s'il ne va pas à l'hôpital, peut-être n'aura-t-il pas un nombre suffisant de présences et se verra-t-il refuser ses inscriptions, peut-être sera-t-il mal noté, échouera-t-il à ses examens, ce qui mécontentera ses parents qui font des sacrifices pour lui.

Notre étudiant sera donc livré en définitive à deux forces F et F' contraires. Suivant que l'une sera de beaucoup plus grande que l'autre, on dira qu'il fait montre de grande volonté ou qu'il est sans volonté. Si les deux forces se font équilibre, que se passera-t-il ? Il arrivera indubitablement qu'un très petit incident, qu'un fait sans importance viendra faire pencher la balance dans un sens ou dans l'autre, et alors notre étudiant aura l'illusion de prendre une détermination.

Nous avons jusqu'à présent considéré deux ordres de forces, les unes physiologiques, les autres psychiques.

Que les premières soient organiques, indépendantes de la personnalité, pourra-t-on nous dire, fort bien ; mais que les secondes le soient, non. A cette négation, voici quelle est notre réponse :

Nous avons vu d'une part, que les idées sont soumises à des lois, qu'elles dépendent de la quantité et de la qualité des cellules de la couche corticale, de leur évolution et de leur sélection, de leur cohésion et de leur coordination, de leur exercice et de leur éducation, de la quantité d'azote, d'oxygène, de phosphore, de magnésie, de chaux, qui entre dans leur composition et les rend plus ou moins aptes au travail ou à l'inertie, de leur stimulation ou de leur torpeur produite par l'alcool, le thé, le café, le haschich, l'opium, l'éther, le chloroforme, etc., de leur état de vigueur ou de faiblesse produit par la nutrition ou la désassimilation générale ; d'autre part, qu'elles ne sont pas associées dans notre cerveau d'après une volonté libre, mais qu'elles le sont d'après une organisation personnelle et particulière des cellules de l'organe possédant telles aptitudes héréditaires ou acquises, d'après l'état de sauvage ou de civilisé, de bandit ou d'honnête homme, d'ignorant ou d'homme instruit, de croyant ou d'athée, d'après les circonstances, les hasards, d'après les temps et les lieux, etc.

Si nous songeons maintenant que ces idées sont dans notre cerveau à l'état latent, qu'elles y ont élu domicile sans nous en demander l'autorisation et que nous les portons partout avec nous ; si nous réfléchissons qu'elles s'éveillent à notre insu, qu'elles s'appellent mutuellement, qu'elles apparaissent en lueurs, en étincelles, passagères et fugitives comme des éclairs ou bien qu'elles sont fixes et éternellement obsédantes ; si nous comprenons enfin que ce n'est pas notre moi qui fait ces idées et leurs associations, mais que ce sont bien elles qui font notre personnalité, en d'autres termes que ce n'est pas notre être qui commande aux idées, mais bien les idées organisées en notre cerveau qui commandent à notre être, nous *admettrons* logiquement que les idées sont des forces organisées, indépendantes d'une volonté libre, faculté qui dès lors n'existe pas chez l'homme.

DE L'ÉDUCATION

Arrivons à considérer l'éducation de l'homme chez les peuples civilisés et examinons une idée que nous trouvons exprimée par M. *Beaunis* de la façon suivante :

« La volonté c'est arriver à prévoir la conséquence de nos actes de façon que l'idée des inconvénients futurs d'un acte donné soit assez puissante pour contrebalancer l'impulsion qui nous pousse à accomplir cet acte. » (*La Physiol. humaine*, t. II, p. 801.)

Nous voyons que M. *Beaunis* donne à l'idée une valeur et une force grandes, puisque cette idée, déclare-t-il, vient contrebalancer l'impulsion qui nous pousse à agir. Mais comment arrivons-nous à avoir une idée des inconvénients futurs, à prévoir la conséquence de nos actes ? Est-ce au moyen d'une faculté spéciale qui serait la volonté et dont nous nous servirions à notre gré ? Non pas, nous le nions. Regardons ce qui se passe dans la vie :

Un enfant grandit avec ses tendances, ses aptitudes particulières et héréditaires; croyez-vous qu'il voudra, qu'il pourra prévoir la conséquence d'actes qu'il ne connaîtra même pas, qu'il voudra « se placer dans des circonstances telles, que les impulsions nuisibles qui peuvent exister virtuellement en nous et que nous connaissons (mais qu'il ne connaît pas) n'aient pas l'occasion de se développer et de produire leurs conséquences fâcheuses pour nous ou pour les autres » ? Évidemment non. L'idée que telle impulsion sera nuisible, aura des inconvénients futurs, lui sera inculquée par l'éducation donnée ou bien par l'expérience acquise ; cette idée déposée dans son cerveau apparaîtra, le cas échéant, avec une force telle, qu'elle empêchera l'impulsion nuisible de s'accomplir. Ainsi un enfant ne cède pas à l'idée qui se présente de toucher à un poêle allumé. Pourquoi ? C'est parce qu'on l'a averti auparavant des conséquences que cela peut avoir ou bien parce qu'il s'est déjà brûlé ; cet avertissement ou cette brûlure antérieure ont déposé dans son cerveau l'idée qu'il ne faut pas toucher à un poêle allumé, idée qui possède une énergie singulière.

Ajoutons qu'on peut avoir l'idée que tel acte sera nuisible non par éducation, par expérience, mais parce qu'on a acquis au préalable l'idée que tel acte semblable, mais non identique, est nuisible.

Nous ne rencontrons nulle part la volonté au sens traditionnel du mot. Ce qu'on peut constater et ce qui s'impose, c'est qu'il existe une évolution et une sélection naturelle dans la vie des êtres; c'est que le cerveau de l'homme est doué d'une propriété sublime, merveilleuse, celle de produire la pensée ou mieux, un travail psychique qui s'élabore et se fixe dans les cellules cérébrales pour y rester à l'état latent et produire ses effets à un moment donné (mémoire), qui peut, grâce à certains organes spéciaux, se transmettre des uns aux autres et, grâce encore aux connaissances acquises et accumulées au cours des siècles, être transmis de génération en génération. Nous ne sommes, en effet, pas libres de créer nos idées et nous n'en sommes pas les maîtres; non seulement nous subissons l'influence de notre hérédité, mais encore des connaissances qui ont été acquises par les autres et qui nous sont inculquées au moyen de l'éducation et de l'instruction; nous ne modifions que d'une façon infime, selon la conformation et les aptitudes de nos centres d'association, c'est-à-dire involontairement, l'enseignement qui nous a été donné.

Par tout ce qui précède, nous sommes conduits à cette conclusion : pour que chez l'homme, « l'idée des inconvénients futurs d'un acte donné soit assez puissante pour contrebalancer l'impulsion qui nous pousse à accomplir cet acte », il faut que la génération, élevée, instruite, expérimentée, mette à profit l'expérience et les connaissances de l'humanité pour modeler les cerveaux des jeunes générations, d'après une méthode scientifique en rapport avec ces données.

Cette préparation, ce façonnement des cerveaux, n'est pas chose facile : l'éducateur ne peut avoir la prétention de tout prévoir; tel individu qui lui semblera bien dressé, ne le sera pas en réalité et, au moment le plus inattendu, sera entraîné avec une force inouïe hors de la voie qui lui avait été tracée.

Jusqu'à nos jours, théoriquement du moins, *l'éducation* s'est trouvée en contradiction avec nos données, aussi n'y a-t-il rien d'étonnant à ce que des actes qui paraissent stupéfiants et inexplicables, se soient accomplis dans la vie sociale. Nous ne voulons certes pas prétendre qu'avec une nouvelle méthode, mieux adaptée à la vérité scientifique, il y aurait une humanité parfaite, mais ce qu'il nous est permis de dire, c'est que des hommes éduqués rationnellement et expérimentés s'expliqueront le pourquoi de certains actes et pourront alors essayer d'y porter remède d'une manière logique. L'ignorance a souvent poussé les hommes à agir d'une façon contraire à leurs intérêts et à leur bonheur, mais la connaissance exacte des choses est capable de modifier leur façon d'agir.

L'être humain est jaloux de son naturel; trompé, il a des tendances à se venger. Le nombre des drames de la jalousie est là pour corroborer cette affirmation.

Un père, une mère, un éducateur, ont-ils jamais attiré l'attention de leurs enfants sur les *inconvénients futurs* de la jalousie, de la vengeance, sur la hideur de ces passions ? On peut répondre par la négative; aussi plus tard, le cas échéant, ces enfants devenus des hommes subissent-ils soudain et sans frein, l'impulsion de leur caractère, de leur tempérament, et accomplissent-ils l'acte de vengeance irrésistiblement. Cela n'arriverait pas si, durant leur enfance, on leur avait bien dit, bien démontré ce qui suit : l'être humain est son maître ; il n'est probablement jamais ni bon ni méchant en lui-même; s'il a donné à quelqu'un sous l'empire des circonstances, par l'effet du hasard, son amour, son amitié, il peut en toute liberté les reprendre, jouet encore une fois des circonstances et du hasard; on n'a pas alors le droit de se venger de lui; dans le délaissement dont on est l'objet, l'amour-propre ne doit pas être en jeu, il faut faire montre de générosité d'âme, de grandeur de caractère, sentiments qu'on ne saurait ni trop apprécier, ni trop exalter; c'est témoigner d'un vil égoïsme, d'un sentiment bas et qui doit être étouffé, que de dire : cet être me retire son amitié, son amour; eh bien ! moi, je ne veux pas être séparé de lui, j'entends qu'il reste sous ma dépendance, qu'il soit à moi; il faut bien se pénétrer de cette idée qu'il s'appartient et que, quelque misérable qu'il puisse paraître, on a le devoir impérieux de ne pas attenter à sa liberté, à son existence, mais seulement le droit de le détester.

Si l'homme a un cerveau rempli de sentiments généreux, armé de nobles idées, il triomphera de ses désirs mauvais, de ses penchants funestes, lorsque le hasard des circonstances fera sonner pour lui l'heure d'un conflit avec eux; il sera pour la justice, le droit, la vérité contre l'ignorance, les passions malsaines et brutales; il repoussera les appels à la haine et à la violence, proclamant très haut la bonté et la douceur.

Pour terminer, nous allons voir comment notre façon de concevoir la volonté permet d'expliquer des actes criminels qui jusqu'ici n'ont pas été très bien compris.

Parmi les criminels les plus célèbres de ces dernières années, prenons Émile Henry; nous avons suivi son histoire pas à pas, au jour le jour; nous avons lu les articles fort beaux, écrits à son sujet par un homme dont nous admirons le talent de grand écrivain et de grand orateur. Ces articles ne furent pas saisis de ceux qui avaient pourtant tout intérêt à les comprendre. « Il a bien fallu cependant, y lisait-on, que le processus intellectuel aboutisse au développement d'énergie nécessaire pour commettre le crime, mais l'émotivité en est absente, et l'être humain que nous avons devant nous, est, par là, en dehors de l'humanité. C'est pourquoi sans doute on le tue, mais tuer n'est pas répondre. On a tué Vaillant : Henri invoque la mort de Vaillant (qui n'avait pas tué) pour justifier son crime dont il fait une réprésaille. Un autre peut-être un jour, fera de même pour Henry. »

M. Clémenceau, qui n'avait jamais assisté à une exécution capitale, alla voir celle d'Henry. « Quelqu'un me dit, raconte-t-il, il faut que vous voyez ça, pour en pouvoir parler à ceux qui trouvent que c'est bien. J'hésitais, cherchant des prétextes. Et puis, brusquement, je me décide. Partons. » (Clémenceau, *la Mêlée sociale*, p. 409.) Et voici le récit qu'il nous fait de la fameuse exécution :

« La grande porte s'ouvre, et derrière l'aumônier, courant à la bascule, E. Henry paraît, conduit, poussé par l'équipe du bourreau. Quelque chose comme une vision du Christ de Munkacszy, avec son air fou, sa face affreusement pâle, semée de poils rouges, rares et tourmentés. Malgré tout, l'expression est encore implacable. Le visage blême m'aveugle. Je suis hors d'état de voir autre chose. L'homme ligotté s'avance rapidement à petits pas saccadés, à cause de ses entraves. Il jette un regard circulaire, et, dans un rictus horrible, d'une voix rauque mais forte, lance convulsivement ces mots : « Courage ! camarades. Vive l'anarchie ! » Et se hâtant toujours, il ajoute à mi-voix : « Ah ça ! on ne peut donc pas marcher ? » Puis, arrivé à la bascule, un dernier cri : « Vive l'anarchie ! »

Je vis à l'amphithéâtre de l'École de médecine le corps du supplicié ; il était d'un être très bien constitué, d'apparence bien portante ; les traits du visage avaient une grande régularité.

Désireux de me renseigner sur la psychologie d'Henry, je suis allé interroger M. le docteur Goupil. J'avais supposé à priori que le jeune criminel était doué d'une organisation à tendances héréditaires de violence et de révolte. En cela, je m'étais trompé, paraît-il, car le père qui fut le secrétaire de M. Goupil avait l'esprit le plus froid, le plus calme qu'on puisse imaginer ; il possédait un flegme qui n'était pas d'un français et qui parut extraordinaire sous la Commune, à laquelle il fut mêlé, au milieu de l'agitation et de l'énervement général. « Cet homme, me dit M. Goupil, était extrêmement intelligent, doux, poli et il fut des années mon secrétaire, sans que j'aie eu un seul reproche à lui faire ; il n'est pas mort, comme on dit vulgairement, d'une fièvre chaude. »

Ainsi héréditairement, il semble bien qu'E. Henry ne devait avoir dans l'esprit aucun ferment d'exaltation et de révolte. Il faut se rappeler qu'il fut un excellent élève, travailleur, intelligent et d'un caractère facile, aimant ses maîtres qui du reste, gardèrent de lui le meilleur souvenir et firent des démarches pour sauver sa tête ; il faut songer aussi qu'il était très sobre et que très probablement, il était resté chaste.

Il ne paraissait donc avoir par lui-même aucune prédisposition à l'acte qu'il a accompli.

Nous pouvons constater avec lui les mauvais côtés de l'éducation actuelle et dire qu'il en a été la victime : son cerveau surchauffé, anémié par le travail cérébral et le surmenage, avait perdu fatalement de sa vigueur, de sa force de résistance ; chez lui l'idée fixe devait s'implanter avec une extrême facilité ; son orgueil, l'infatuation de sa personne, avaient été stimulés, développés à l'excès par ses succès dans les concours et les félicitations de ses professeurs ; il devait se considérer comme un être supérieur.

Son échec à l'École polytechnique lui fut excessivement sensible ; nous le savons par ses déclarations au cours du procès. A la suite de cet échec, se manifesta chez lui un dégoût de la société qui méconnaissait son génie ou lui refusait les moyens de le faire éclater. Il se lança dans la vie publique, c'est une carrière ouverte à tous; comme il n'avait pas de fortune, il ne tarda pas à éprouver de grandes désillusions; il ne rencontrait plus sur sa route des gens pour le choyer et l'aduler comme l'avaient fait les bons maîtres de son enfance; perdu dans la masse, il n'était plus qu'une épave battue par les flots. Instinctivement blessé dans son orgueil, son dégoût de la société augmenta. Son frère était un anarchiste militant; c'était un exemple qui s'offrait à lui, c'était une exhortation. Il lut avec ardeur les livres, les brochures, les journaux de l'anarchie, il en écouta les orateurs avec passion; il entendit prêcher l'idéal de bonté, de générosité, de fraternité, mais aussi, en même temps, proférer des paroles de haine et de violence. Il avait appris dans l'histoire, il avait vu à son époque qu'on glorifiait ceux qui avaient été de grands révoltés. Alors, une idée d'une intensité considérable, étouffant toutes les autres, s'empara de son cerveau si bien préparé à la recevoir, idée fixe, idée invincible, celle qu'il fallait tuer pour hâter le jour tant désiré de l'anarchie. Son orgueil y trouvait son compte et sa satisfaction; il le poussait, nouvel Erostrate, à la réalisation de l'acte que l'idée lui commandait d'accomplir; lui aussi serait un grand révolté, lui aussi aurait son nom dans l'histoire, et peut-être un jour sa statue, pour avoir réveillé l'humanité engourdie et avoir fait, en vue de son bonheur, le sacrifice de sa vie! Cette idée qu'il est nécessaire de verser le sang au nom de l'anarchie, c'était chez lui l'idée maîtresse, l'idée obsédante : « Si j'ai tué, c'est pour une grande idée », écrivait-il à sa mère dans ses derniers moments ; « je demande à mourir pour une grande idée », criait-il à la cour d'assises.

Ainsi Henry, qui proclamait si haut qu'il était maître de lui, qu'il était pleinement responsable, n'était en réalité que le jouet d'une idée et son esclave! Bien loin d'être libre, d'être une puissance, sa volonté n'était que la résultante des forces que cette idée possédait ; elle n'était qu'un instrument.

Ce qu'on appelle communément la volonté est donc à la merci d'une idée fixe! Quelle est la nature de cette idée fixe? C'est d'avoir une puissance telle, que des idées autres n'ont pas le pouvoir de faire disparaître l'obsession et que souvent aussi les idées antagonistes n'auront pas assez de force pour neutraliser l'impulsion.

Si l'idée fixe est sensée en elle-même, elle poussera à un acte sensé; si elle est insensée, elle poussera à un acte insensé qui aura des chances de s'accomplir, car la somme des idées antagonistes n'aura pas l'énergie suffisante pour entraver l'impulsion donnée par l'idée insensée.

Dans un cerveau malade, les idées fixes s'implanteront avec une extraordinaire facilité : une idée quelconque impressionnera le cerveau d'une façon d'autant plus profonde que les cellules cérébrales antérieurement impressionnées par des idées antagonistes auront moins d'énergie pour faire réapparaître ces idées avec une intensité capable de combattre l'idée fixe et de la faire disparaître.

Choisissons trois exemples d'idées fixes chez des cerveaux malades, dans la série des observations que renferme le livre de MM. le professeur *Raymond* et le docteur *Pierre Janet* (*Névroses et idées fixes*, t. II).

1° *Observation 53*, p. 181. — Il s'agit d'une jeune fille de 22 ans Qs, dont le père, très nerveux, sans maladie déterminée, est mort après une attaque d'apoplexie qui le laissa huit jours hémiplégique.

Cette jeune fille a eu, à douze ans, une fièvre typhoïde suivie de petits accidents nerveux (tics, rêves persistants, doutes, hésitations, petits évanouissements, incontinences d'urine rares et accidentelles). Vers l'âge de seize ans, la maladie mentale et nerveuse se précisa.

Qs présente les symptômes d'une faiblesse cérébrale et mentale toute particulière, une psychasthénie ; elle a en outre des *idées fixes* qui se sont développées automatiquement grâce à la faiblesse précédente.

« A l'âge de 16 ans, Qs remarque qu'elle ne peut pas lire dans le journal des histoires de crimes parce que cela lui donne l'idée d'en faire autant. Quelques émotions, quelques amourettes peut-être, augmentent la faiblesse de l'esprit et exagèrent encore cette prédisposition aux suggestions et aux idées fixes. La voici qui, depuis quelque temps, se sent poussée à faire une foule d'actions et en particulier des actions mauvaises. Dès qu'elle pense à un acte, elle a envie de l'exécuter, elle a besoin de dire et de faire tout ce qu'elle pense.

Ce besoin se précise surtout sur deux actes : faire du mal à sa mère, la blesser, l'étrangler, la tuer et se tuer elle-même en se jetant par la fenêtre. Ces impulsions auxquelles elle doit résister, la préoccupent continuellement, l'énervent, lui enlèvent toute lucidité d'esprit. Elles sont si fortes que la malade demande de l'aide pour y résister ; il faut qu'on lui cache la fenêtre, qu'on éloigne sa mère, qu'on la surveille pendant la nuit, etc. Quelquefois l'impulsion va plus loin encore, il y a commencement d'acte : mouvement en avant, contraction des mains comme pour frapper et elle demande qu'on l'attache. Il a fallu la camisoler pour l'aider à résister à des impulsions qui formaient de véritables attaques délirantes ; d'ailleurs, ce sont ces commencements d'actes, ces images musculaires qu'elle sentait se développer et qu'elle exprimait en disant : « J'ai envie de faire cela. »

Ajoutons une conséquence de l'idée fixe, une de ces idées fixes secondaires si fréquentes. Elle se reproche ces actions comme des crimes ; elle en a beaucoup de remords, quoiqu'elle n'ait rien accompli ; aussi ne peut-elle prendre aucun plaisir, songer à aucune distraction sans souffrir. Elle pense qu'elle en est indigne et cette pensée l'énerve encore plus. »

2° et 3° *Observations 54 et 55*, p. 184. — Il s'agit de deux malades, Mme Sy, âgée de 20 ans et Mme Cos, âgée de 44 ans.

Toutes deux déclarent qu'elles ne sont plus maîtresses d'elles-mêmes, qu'elles ne peuvent plus toucher des ciseaux, des épingles, des couteaux, parce qu'elles ont une envie folle de donner des coups aux gens qui les approchent, de les blesser, de les tuer.

Toutes deux ont des angoisses au moment des accès, des remords imaginaires après l'impulsion.

« L'origine même de l'impulsion est dans les deux cas assez comparable. Revenons à la première malade, Sy ; c'est la fille d'un père alcoolique ; elle s'est portée assez bien jusqu'à l'époque de son mariage, à 21 ans. Depuis elle a été désespérée en voyant que son mari avait le même vice qui avait déjà fait le malheur de toute sa famille. Elle a essayé de sermonner cet ivrogne, sans succès, bien entendu, puis elle s'est fâchée et l'a pris en haine. « Ce n'est pas ma faute, dit-elle, je sais que s'il ne buvait pas, ce serait un brave homme, mais je ne puis m'empêcher de le détester. »

La seconde, Cos, est aussi la fille d'un père alcoolique, mais en outre, d'une mère hystérique. Elle a été raisonnable jusqu'à trente ans, mais elle s'est mariée avec un veuf qui lui a amené un petit garçon. Elle voudrait bien aimer cet enfant mais, que voulez-vous ? il n'est pas à elle et elle-même n'a pas eu d'autres enfants. Elle ne peut s'empêcher de le prendre en grippe.

Voici ce sentiment de haine qui se développe dans ces deux têtes faibles, il se généralise, il s'applique à tout le monde, il tend à se manifester par les actes appropriés, et voici l'impulsion à donner des coups de couteau.

La conclusion à laquelle nous arrivons dans notre étude de la volonté, est la suivante : les idées acquièrent chez l'homme (sans qu'il nous soit possible dans la plupart des cas d'apprécier le degré de son état de calme ou d'excitation cérébrale) une énergie plus ou moins grande selon les circonstances, énergie à laquelle il ne saurait résister et qu'il ne peut combattre qu'au moyen de certains médicaments anesthésiants, ou bien d'idées contraires qui peut-être seront capables de contrebalancer les premières.

CONCLUSIONS

CONCLUSIONS

« Les conditions vitales du cerveau et de sa fonction sont les mêmes que celles des autres organes et de leurs fonctions. La vérité scientifique (la science expérimentale) ne peut pas se fractionner. Comment comprendre, en effet, qu'il soit donné au physiologiste de pouvoir expliquer les phénomènes qui s'accomplissent dans tous les organes du corps, excepté une partie de ceux qui se passent dans le cerveau ? De semblables distinctions ne peuvent exister dans les phénomènes de la vie. Ces phénomènes présentent sans doute des degrés de complexité très différents ; mais ils sont tous, au même titre, accessibles ou inaccessibles à nos investigations ; et le cerveau, quelque merveilleuses que nous paraissent les manifestations métaphysiques dont il est le siège, ne saurait constituer une exception parmi les autres organes du corps. »

Nous nous sommes pénétré des idées profondément vraies, renfermées dans ces paroles du grand physiologiste *Claude Bernard* ; et nous avons cru qu'une des manifestations de l'activité psychique, qu'une des fonctions du cerveau, la pensée, n'était pas tout à fait inaccessible à nos investigations.

C'est dans cet esprit et avec le désir d'arriver à une conception d'ensemble que nous avons abordé l'étude de la pensée. Nous avons estimé qu'il devait être possible, en coordonnant les connaissances actuelles, en condensant les résultats des expériences qui ont été faites sur le cerveau, de réunir un faisceau de preuves se soutenant et se complétant réciproquement, qui donnerait une grande force aux conclusions dégagées et leur imprimerait en quelque sorte les caractères de la vérité démontrée. Nous avons essayé d'obtenir ce résultat ; nous serons bien heureux si les efforts que nous avons faits nous ont permis d'approcher du but et n'ont pas été tout à fait inutiles.

Nous avons vu que les phénomènes psychiques avaient préoccupé l'homme depuis la plus haute antiquité et nous avons suivi à travers les âges le développement et la transformation des connaissances humaines relatives au cerveau. Nous avons rencontré sur notre route les grands noms de Platon, d'Aristote, de Galien, de Descartes, Willis, Vieussens, Malpighi, Bontekoe, Stahl, Haller, Prochaska, Bichat, Gall, Parchappe, Flourens, Bouillaud, Broca, Fritsch, Hitzig, etc., marquant les étapes de l'humanité en marche pour la conquête de la vérité scientifique. Nous avons pu dans notre historique nous rendre compte de la façon dont l'homme est arrivé aux données actuelles sur le cerveau et ses fonctions ; et apprécier en terminant, le degré de perfection de ses connaissances ; nous avons constaté ses conquêtes définitives et entrevu le champ de ses conquêtes futures.

Dans notre chapitre de psychologie comparée, nous avons observé que les manifestations de l'activité cérébrale, pensée, conscience, s'élèvent parallèlement avec le développement du cerveau, de ses circonvolutions cérébrales et de la substance grise corticale.

Chez les animaux qui se rapprochent le plus de l'homme par l'étendue et le nombre de leurs circonvolutions cérébrales, ces phénomènes de pensée, de conscience, se manifestent dans certaines circonstances avec une force, une évidence telles, que niés autrefois, ils ont fini par s'imposer à l'observation consciencieuse de l'homme. On a été obligé d'admettre que chez ces animaux, la pensée était de même nature que chez l'homme, bien qu'à un degré moindre d'intensité et de valeur.

« Personne ne doute plus », dit M. *P. Janet*, sauf les personnes absolument étrangères aux questions de psychologie comparée, des manifestations de la pensée vraiment remarquables chez certains animaux supérieurs. Et *Charlton Bastian*, comme nous l'avons vu, s'exprime de la façon suivante : « Si les singes anthropomorphes possédant encore une base bien définie d'intelligence et d'émotion étaient doués de langage articulé, de manière à s'instruire mutuellement et bénéficier de cette instruction, même par des traditions et communications orales seulement, quel grand progrès dans l'étendue et le degré de leur intelligence ne pourrait-on pas attendre après que quelques centaines de générations auraient vécu sous l'influence de ces conditions nouvelles. » (*Le Cerveau, organe de la pensée*, t. I, p. 256.)

Après ces auteurs, nous disons : *il n'y a aucune différence de nature entre les différentes manifestations de la pensée chez l'homme et chez les animaux* ; *il n'y a qu'une différence de quantité, de complexité et de qualité.*

Passant à l'étude des poisons cérébraux, nous y avons encore trouvé la preuve que les manifestations intellectuelles sont de même nature chez l'homme et chez l'animal ; nous avons vu que le poison cérébral agit de la même façon sur l'un et sur l'autre (chiens alcooliques de M. Magnan). Mais cette étude a été surtout importante parce qu'elle nous a montré que la conscience est progressivement anéantie avec l'affaiblissement de la sensation et que les manifestations de la pensée disparaissent avec les progrès de l'anesthésie.

Elle oblige à admettre qu'il y a un rapport étroit entre la pensée, la conscience et la sensation et amène à cette conclusion : « *La pensée et la conscience supposent la sensation* ; *toutes les fois qu'il y a pensée ou conscience, il y a sensation, association de sensations, élaboration de sensations.* » Les poisons cérébraux agissent sur la pensée et la conscience, parce qu'ils ont une influence sur la sensibilité. Considérant la cellule nerveuse comme le substratum de la sensibilité et les phénomènes physico-chimiques de désintégration et de rédintégration cellulaire comme étant de l'essence même de la sensibilité, nous pouvons dire : « *Les poisons cérébraux amenant des troubles dans le substratum de la sensibilité, modifient les phénomènes de désintégration et de rédintégration cellulaires amenant chez l'animal soit l'anesthésie, soit l'hyperesthésie.* »

Les modifications dans l'activité psychique ne sont que les conséquences des modifications de ces deux phénomènes.

Nous préoccupant ensuite de cette activité psychique, nous avons dit que la *pensée*, et c'est la définition que nous en avons donnée, *est l'expression la plus parfaite du travail cérébral.*

Ce travail a pour point de départ, pour élément primordial la sensation ou mieux les sensations successives qui s'associent et s'organisent dans le cerveau, en y laissant des résidus. Nous y avons distingué deux phases, l'une, phase d'association des sensations (formation des idées simples concrètes), l'autre, phase d'association des idées simples (enchaînement des idées, raisonnement, jugement).

En résumé, nous avons admis qu'il n'y a aucune différence de nature entre les différentes manifestations de la pensée chez l'homme et chez les animaux; *que la pensée aussi bien que la conscience suppose la sensation* ; *que la cellule nerveuse est le substratum de la sensibilité, par suite de la pensée et de la conscience; enfin que, la sensibilité disparaissant, la pensée et la conscience doivent aussi disparaître, ou mieux que, le substratum de la sensibilité se désagrégeant et venant à mourir, les phénomènes dépendant de son existence sont éteints pour toujours.*

L'étude de la conscience nous a appris que beaucoup d'auteurs ont confondu le moi et la sensation. La sensation implique bien qu'il y a une matière vivante organisée qui réagit à l'excitation, qui peut même réagir par des mouvements appropriés, coordonnés ; mais, cette appropriation, cette coordination, n'entraînent point nécessairement l'existence d'un *moi* sentant. Nous savons, en effet, que les plantes, que notre estomac, que la grenouille décapitée, que le chien décérébré, réagissent d'une façon coordonnée.

Ce *moi conscient*, ce phénomène que les philosophes ont appelé la connaissance du moi, nous avons dit que ce n'est pas autre chose que de la *pensée spécialisée*, dirigée vers l'observation de soi-même. Cette connaissance de notre personnalité, qui est beaucoup plus étendue que nous ne le pensons au premier abord, qui entre dans la plus grande partie de nos processus psychiques, cette connaissance de notre moi, claire, nette, bien coordonnée, est pour nous une élaboration psychique par excellence ; *grâce à elle, l'homme n'est pas un automate, il s'analyse, il peut arriver aux plus hautes conceptions de sa personnalité et s'observer pensant. La conscience qui s'impose d'elle-même, apparaît au fur et à mesure qu'on monte l'échelle dans la série des êtres supérieurs ; elle se manifeste clairement dans les races humaines et acquiert sa plus grande valeur chez les peuples civilisés.*

Si la conscience est de la pensée, c'est-à-dire de la sensation, la volonté est également le produit de la sensation. *Les idées* qui naissent des sensations, ou plutôt leurs résidus, s'associant dynamiquement, *sont des forces, et la résultante de ces forces emmagasinées dans le cerveau est ce que l'on appelle vulgairement la volonté.*

Il est bien évident que cette volonté n'est pas libre, puisqu'elle est *un résultat* et non pas *une cause*.

Rappelons, à ce sujet, les lignes écrites, il y a plus d'un siècle, par d'*Holbach*, dans son *Système de la nature* : « L'homme n'est libre dans aucun des instants de sa durée. Il n'est pas maître de ses idées ou des modifications de son cerveau qui sont dues à des causes qui, malgré lui et à son insu, agissent continuellement sur lui. Il n'est point maître de ne pas aimer ou désirer ce qu'il trouve aimable ou désirable. Il n'est pas maître de ne point délibérer quand il est incertain des effets que les objets produiront sur lui. Il n'est pas maître de ne pas choisir ce qu'il croit le plus avantageux. Il n'est pas maître d'agir autrement qu'il ne fait au moment où sa volonté est déterminée par son choix. Dans quel moment, l'homme est-il donc le maître ou libre dans ses actions ? »

Après d'Holbach, MM. *J. Soury*, *Schiff* et *Max Schrader* ont dit, à notre époque, que la volonté (faculté de l'âme) devait être bannie de la physiologie. Leur opinion est celle à laquelle nous nous sommes rangés. Avec notre conception de la volonté, il nous aurait été impossible de faire autrement.

Après avoir tiré des conclusions de chacune des parties de notre travail, nous avons à nous demander ce qui se dégage de tout l'ensemble. A quel résultat général sommes-nous arrivés ? La réponse à cette question est que toute l'étude à laquelle nous nous sommes livrés nous a fait clairement apercevoir la vérité des considérations suivantes :

Les actions des atomes et leurs réactions entre eux, phénomènes qui paraissent assujettis aux lois mécaniques, donnent naissance à des associations cellulaires, et, dans les cellules, les phénomènes physico-chimiques produisent des manifestations particulières qui *sont la vie*, vie dont une des propriétés essentielles est la sensation.

Comme l'a dit M. J. Soury (*op. cit.*, p. 127) : « Dans les organismes, comme dans le reste du monde, il n'y a qu'actions et réactions, et naturellement les mêmes lois du mouvement, les mêmes lois mécaniques qui régissent les corps célestes des plus lointains systèmes, comme les mouvements de la sève chez les végétaux, gouvernent également le chœur des atomes de nos molécules cérébrales et spinales. Le mécanisme des représentations mentales des images sensorielles ou des images motrices est donc aussi fatalement déterminé que celui de la cristallisation d'un sel ou du flux et reflux des marées. Point d'autre différence que la complexité croissante et décroissante des phénomènes. »

Nous n'avons nul besoin d'admettre un principe d'essence surnaturelle et d'établir une séparation entre l'âme et le corps, puisque tous les phénomènes intellectuels, même ceux d'un ordre très élevé, sont évidemment le produit de l'organisme.

Cette pensée de *Leibniz* : « Tout se fait dans les âmes comme s'il n'y avait pas de corps, et tout se fait dans le corps comme s'il n'y avait pas d'âme » doit être définitivement rejetée. Elle ne repose sur rien.

Au moment de terminer notre travail, nous avons pensé qu'il était peut-être possible de le faire aboutir à certaines conséquences au point de vue sociologique.

« Tous les hommes, a écrit *Spinoza* (*Traité politique*), ont une même nature ; ce qui nous trompe à ce sujet, c'est la puissance et le degré de culture. »

Cette opinion était certainement belle à soutenir ; il était nécessaire, pour la libre expansion de l'esprit humain, de proclamer que cet esprit est le même partout, que partout il est capable d'acquérir le même degré d'instruction. Si cette idée proclamée n'avait pas fait son chemin, les plus forts se seraient toujours proclamés les plus intelligents et auraient tenu leurs semblables dans l'asservissement.

Un siècle après Spinoza, le peuple français s'est enflammé au nom des idées de liberté et d'égalité ; ces idées ont été malheureusement poussées à l'extrême ; la vérité scientifique et peut-être bien aussi l'intérêt des hommes exigent qu'elles soient mises au point.

Si les hommes jouissaient de facultés supérieures (pensée, conscience, volonté), facultés qui seraient les attributs d'une âme raisonnable, pourquoi l'esprit humain ne serait-il pas le même chez tous ? Il n'y aurait certainement aucune raison pour qu'il ne restât pas toujours identique. Mais nous avons vu qu'il n'y a pas de facultés supérieures ; ce n'est donc pas de leur existence que peut découler l'identité de l'esprit humain.

La vérité est que cette identité n'existe pas; l'expérience de tous les jours vient nous le prouver.

Les hommes n'ont pas une seule et même nature. Il est évident que les lois d'hérédité, d'évolution et de sélection tendent à leur conserver les mêmes formes, et à les maintenir dans un même moule ; qu'elles assurent l'unité de la race humaine. Mais ces mêmes lois font aussi que les produits de l'espèce humaine ne sont pas exactement semblables et que les meilleurs ont plus de chance de résister victorieusement dans la lutte pour la vie.

Nous avons vu qu'il y avait, non seulement des différences assez grandes dans l'anatomie des sphères intellectuelles, mais encore des différences inappréciables pour nos moyens d'investigation et capables d'amener des résultats très divers et de donner aux êtres des tendances tout à fait divergentes.

Il n'est pas douteux que des hommes ayant des sphères visuelles, auditives, olfactives, différentes au point de vue de leur développement, n'auront pas tous les mêmes aptitudes. Il est incontestable qu'une éducation appropriée, rationnelle, pourra remédier aux infériorités naturelles et les faire disparaître; mais seulement dans une certaine mesure ; nous croyons que ces infériorités sont susceptibles d'être amendées, mais qu'il est impossible de les supprimer

Ajoutons que l'homme porte en lui-même ses tendances (c'est là pour nous une vérité démontrée) et qu'il a plus ou moins d'aptitude à acquérir telle ou telle connaissance. Non seulement l'inégalité de développement des sphères de sensibilités spéciales amène des types d'hommes différents les uns des autres ; mais encore l'inégal développement des sphères d'association. Deux individus ont des sphères de sensibilité inégalement développées ; par suite, ils n'ont pas le même genre de mémoire et déjà pas les mêmes tendances d'esprit ; si de plus, ils ont des sphères d'association inégalement développées, la divergence entre leur esprit s'accentuera.

Contrairement à ce qu'a écrit Spinoza, nous dirons que l'esprit humain varie à l'infini et qu'il n'est aucunement capable d'acquérir le même degré d'instruction.

Nous n'avons nullement une seule et même nature, et si la culture intellectuelle peut développer et perfectionner cette nature, il nous est impossible de dire dans quelles proportions. Il faut tenir grand compte, nous l'avons dit plus haut, des lois de sélection et d'hérédité ; il importe en même temps de ne pas laisser de côté les circonstances dans lesquelles l'homme peut se trouver placé : on doit envisager le milieu dans lequel l'être vit. Il est évident que les hasards de la parturition, de l'accouchement, que les vicissitudes de l'éducation peuvent à eux seuls, contribuer à produire des enfants absolument différents des parents et tout à fait dissemblables. Mais on peut faire abstraction des circonstances ; la diversité de l'esprit humain ne s'impose pas moins. Que deux enfants soient placés dans des circonstances absolument identiques, dans une situation entièrement semblable, l'un arrivera peut-être aux plus hautes conceptions intellectuelles, tandis que l'autre ne s'élèvera jamais au-dessus de la médiocrité.

Bien qu'il faille reconnaître que de par leur nature, les hommes ne sont pas égaux, on ne doit pas en droit, admettre qu'ils soient différents en venant au monde, car il est impossible de prévoir au moment de leur naissance ce qu'ils deviendront dans la suite.

C'est un devoir pour les hommes aptes à le remplir, de donner à leurs semblables la meilleure éducation possible, la plus capable d'atténuer les inégalités naturelles et de placer l'humanité dans un état voisin de celui de l'égalité.

ANGERS, IMPRIMERIE G. PARÉ, RUE DU CORNET, 34

www.ingramcontent.com/pod-product-compliance
Ingram Content Group UK Ltd.
Pitfield, Milton Keynes, MK11 3LW, UK
UKHW012208240726
13966UKWH00002B/645